LE
CHOLÉRA-MORBUS
ÉPIDÉMIQUE,

OBSERVÉ ET TRAITÉ

SELON

LA MÉTHODE PHYSIOLOGIQUE.

DE L'IMPRIMERIE DE LACHEVARDIÈRE,

RUE DU COLOMBIER, N° 30, A PARIS.

LE
CHOLERA-MORBUS
ÉPIDÉMIQUE,

OBSERVÉ ET TRAITÉ SELON LA

Méthode physiologique,

PAR F.-J.-V. BROUSSAIS,

OFFICIER DE LA LÉGION-D'HONNEUR,
PROFESSEUR A LA FACULTÉ DE MÉDECINE DE PARIS,
MÉDECIN EN CHEF PREMIER PROFESSEUR A L'HÔPITAL MILITAIRE
DU VAL-DE-GRACE,
MEMBRE DE L'ACADÉMIE ROYALE DE MÉDECINE,
ET DE PLUSIEURS AUTRES SOCIÉTÉS SAVANTES.

SECONDE ÉDITION,

AVEC DES NOTES ET UN SUPPLÉMENT.

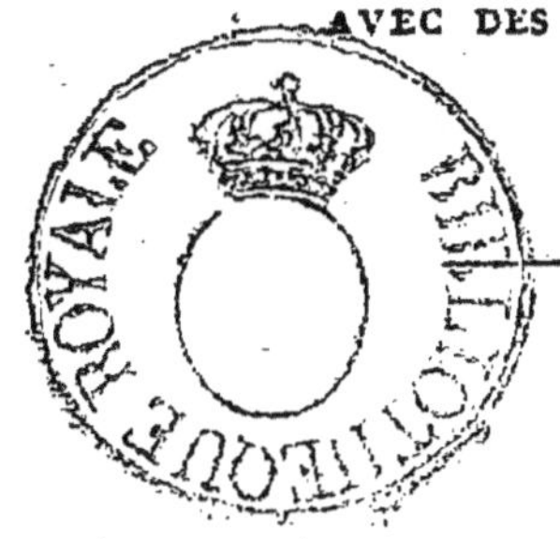

— ⸺ —

PARIS,

MADEMOISELLE DELAUNAY, LIBRAIRE,

PLACE ET VIS-A-VIS L'ÉCOLE DE MÉDECINE.

1832.

LE
CHOLÉRA-MORBUS
ÉPIDÉMIQUE,
OBSERVÉ ET TRAITÉ SELON LA
Méthode physiologique.

CHAPITRE PREMIER.

Étymologie. Causes. Propagation. Débuts. Caractères distinctifs du choléra épidémique.

La dénomination de *choléra-morbus* date des temps où régnait la médecine humorale, où la maladie, en général, était attribuée à l'humeur dont l'évacuation était le plus apparente ou semblait déterminer la solution de l'état morbide. Dans le choléra sporadique, il y a toujours une grande sécrétion de bile ; de là le nom de *choléra-morbus*. Son étymologie vient de deux mots, l'un latin, qui signifie *maladie*, et l'autre grec, qui équivaut à *bile*, c'est-à-dire maladie de la bile, maladie bilieuse (1).

Ce nom a été transporté, à raison de la similitude des symptômes, à une épidémie qui s'est développée depuis long-temps dans les régions équa-

____

(1) On trouve encore dans cette étymologie un mot qui exprime l'écoulement.

toriales, et qui est celle qu'on observe présentement à Paris. Cette épidémie avait sans doute paru à plusieurs autres époques ; il est probable que c'est cette peste *noire* qui, d'après Villani, parcourut presque tout le monde au XIVe siècle, et enleva les deux tiers des hommes existant à cette époque : cette peste noire offre effectivement les plus grands rapports avec le choléra asiatique.

Quoi qu'il en soit, on l'avait oubliée dans ces régions-ci : de temps en temps les journaux nous en parlaient ; on lisait des articles effrayans sur les ravages que le *choléra-morbus* avait faits à Calcutta, dans plusieurs autres villes de l'Inde, dans le Levant, dans la Perse, etc. Mais cela se bornait presque à une affaire de curiosité. Les Anglais, qui ont des établissemens considérables dans ces contrées, ne l'importaient pas chez eux ; le peu de Français qui s'y rencontraient aussi ne nous l'apportaient pas non plus. Je ne sais si cela doit être attribué à ce que les communications n'avaient alors lieu que par mer ; j'ignore si le genre de vie du voyage, les vents frais de la mer, etc., ne détruisaient pas les causes, quelles qu'elles soient, de la maladie ; mais il est toujours certain que cette maladie ne sortait pas de son berceau natal. Ce sont les Russes qui l'ont apportée par la voie de terre dans leurs communications avec la Perse, avec l'Inde, avec ces mêmes pays où les Anglais ont des établissemens, et cette maladie a suivi manifestement leur armée jusqu'en Europe; ils l'ont portée en Pologne, à Varsovie; elle s'est ensuite disséminée, sans qu'on puisse bien suivre ses traces, et a paru dans différens endroits de l'Allemagne, dans toutes les provinces qui avoisinent la Turquie, dans l'Autriche; en un mot, elle est devenue extrêmement répandue dans le nord et dans l'est de l'Europe. Elle a paru dans ces divers lieux à peu près avec la même activité qu'elle avait dans les pays équatoriaux. Cela a beaucoup étonné, et a dû nécessairement établir une distinction frappante entre le choléra et la fièvre jaune, qui n'aborde jamais des pays froids; du moins, si elle paraît dans les régions tempérées, c'est seulement pendant l'été, et d'ailleurs elle s'y éteint et ne se propage jamais. Cette dernière épidémie a besoin d'un aliment local pour se développer; c'est celui de la chaleur, avec des émanations animales putrides jusqu'à un certain point. Celle-là au contraire paraît être affranchie de ces nécessités; elle n'a respecté aucun pays. Elle a également sévi dans toutes les saisons; parvenue à notre latitude, elle s'est d'abord manifestée en Angleterre; il paraît que la mer alors ne l'a pas arrêtée : mais il faut aussi convenir que le trajet de la France à l'Angleterre est bien peu de chose, en comparaison de celui des Indes en Angleterre et en France par la voie de mer.

Beaucoup de questions se présentent sur l'origine et le mode de propagation du choléra. Plusieurs observations tendent à le faire rapporter au contraste d'un vent froid avec un soleil ardent : cette cause complexe peut, nous n'en doutons point, le provoquer ; certes nous avons noté que depuis long-temps les vents d'est et de nord exaltent la susceptibilité de nos malades, et que, depuis que l'épidémie existe, les cholériques doivent souvent leur attaque à un refroidissement causé par ces vents. On peut bien admettre aussi que des épizooties semblables au choléra, ou qui en diffèrent plus ou moins, dépendent de l'influence des vents froids, humides ou secs, lorsqu'ils ont régné long-temps dans une contrée; on peut également noter que des épizooties semblables au choléra se déclarent comme nos épidémies au printemps, lorsque les courans d'air froid qui ont régné pendant l'hiver persistent malgré les progrès de la chaleur solaire : il résulte en effet de ces deux modifications opposées de notre corps un état insolite de nos organes qui peut nous prédisposer à de graves maladies ou même les produire immédiatement. Mais, en admettant qu'un choléra en ait été l'effet dans l'Inde, comment croire qui ce choléra ait reçu en naissant la vertu de se propager d'homme à homme, dans toute espèce de conditions atmosphériques ? Ne voit-on pas que les animaux qui ne voyagent point, comme les bêtes à cornes, les poules, les lapins, présentent dans leurs épizooties des apparences de contagion? Il est vrai que ces contagions ou ces infections, si elles existent, ne s'étendent pas au-delà du foyer où l'épizootie a pris naissance, tandis que celle du choléra a voyagé depuis les bords du Gange jusque sur les rives de la Seine. Au surplus, qu'importe cela? ne peut-on pas répondre que la cause de cette épidémie dépend d'une disposition particulière des terrains qui s'établit successivement en parcourant le vieux continent et les îles adjacentes? Cela se concevrait peut-être, si l'on démontrait des changemens dans la direction des courans électriques ou magnétiques, ou des substitutions de leurs pôles les uns aux autres. Toutefois, il resterait encore une grande difficulté : car comment se ferait-il que ces perturbations suivissent précisément la marche des corps armés?

Le choléra a été précédé, à ce que l'on croit, dans plusieurs villes de l'Allemagne, du nord et de l'est, par une espèce de catarrhe convulsif auquel on donne le nom de *grippe* : l'année suivante, il s'est manifesté dans les endroits où cette grippe avait paru. Les personnes qui calculent la marche de la maladie, tous ses antécédens, qui tiennent compte de tout, avaient conclu de la grippe que nous éprouvâmes l'an dernier, que le choléra devait nous arriver cette année.

Dans l'hôpital du Val-de-Grâce, nous avons observé, comme avant-coureur de cette affection, non pas la grippe, car j'avoue que nous avons eu très peu de catarrhes convulsifs l'année dernière, mais autre chose : je croyais peu à l'existence d'une grippe de nature particulière ; j'en avais eu peu d'exemples, et le peu de catarrhes convulsifs que j'ai rencontrés dans ma pratique civile ressemblaient à ceux des années communes, qui ne sont point suivis du choléra. Mais, cette année, nous avons vu se développer, cinq semaines avant l'apparition du choléra, une grande irritabilité de l'appareil de la digestion ; nous avons été forcé de retrancher plusieurs fois des alimens à beaucoup de nos convalescens ; nous avons été obligé de renoncer à quelques moyens de révulsion interne que nous opposions aux catarrhes et aux pneumonies. Dans la pneumonie principalement, nous employions le tartre stibié, qui nous procurait des succès assez marqués. Tout-à-coup nous avons aperçu qu'il n'était pas possible d'administrer un grain d'émétique sans développer des accidens graves ; plusieurs convalescens ont rechuté, et il a fallu leur retrancher la nourriture. Toutefois nous ne nous hâterons pas de tirer des conclusions de ces faits en faveur d'une influence extérieure particulière à cette année ; car il nous est fréquemment arrivé de faire la même remarque dans les printemps de la température de celui-ci (1832).

Toutefois les faits suivans doivent être notés.

Un homme a été pendant seize jours exactement dans l'état où nous voyons nos cholériques actuels, excepté qu'il n'avait pas perdu complètement le pouls; mais il était dans un état de stupidité, il avait les yeux rouges et atrophiés, les extrémités froides, le pouls fugitif; il vomissait et il avait des selles douloureuses. Cette inflammation gastro-intestinale, traitée par les antiphlogistiques, se dissipa; mais le malade fut long-temps froid. Cette observation n'a pas peu servi à nous guider dans le traitement de l'épidémie, lorsqu'elle s'est déclarée brusquement à Paris.

Quelque temps après on nous apporta un homme à peu près dans le même état, presque sans pouls. Je le fis saigner abondamment. Après cette saignée, nous découvrîmes chez lui une pneumonie que rien ne faisait soupçonner, lorsque le pouls était dans un état d'immobilité.

Voilà donc quelques prodrômes qui semblaient annoncer que les organes de la digestion étaient soumis à une influence qu'il n'est pas facile de déterminer. Mais était-ce bien celle du choléra qui nous menaçait?

Maintenant, passons au developpement de l'épidémie actuelle. Elle a éclaté tout-à-coup chez la classe la moins fortunée, je dirai la plus malheureuse de Paris, et dans la garnison. C'est à l'hôpital du Gros-Caillou que se sont manifestés les premiers choléras chez des malades atteints d'autres affections , dans la nuit du 24 au 25 mars ; le 26 , des malades cholériques furent apportés à l'Hôtel-Dieu. Au Val-de-Grâce , nous ne l'avons vu que le 29. Si nous nous rappelons le mode de propagation , il ne paraîtrait guère qu'il y eût là contagion ; les personnes qui en ont offert les premiers exemples n'avaient pas été, sans doute, en communication avec celles qui venaient d'Angleterre ; cela paraît du moins probable.

Quoi qu'il en soit, je vais exposer les faits que je connais sur le mode de propagation parmi nous. Nul doute que la maladie ne se soit développée chez des personnes qui n'avaient pas été en contact avec des cholériques : la maladie est trop prompte dans sa marche pour que l'on puisse supposer qu'elle ait été apportée par un bâtiment. Si elle était arrivée de cette manière, on le saurait : ce serait dans le port de Calais, ou tout autre, qu'un cholérique, déposé dans une maison , aurait communiqué la maladie à quelques personnes. Eh bien! l'on n'a rien constaté de tout cela; reste à alléguer que le venin cholérique a été communiqué par des effets ou des marchandises arrivées d'Angleterre, ou bien que des personnes venant du nord ou de l'est l'ont apporté de cette manière, l'ayant emprunté aux cholériques et sans en être elles-mêmes affectées. Mais cette allégation est une hypothèse, et elle se trouve en contradiction avec les expériences consignées dans les rapports des médecins qui ont étudié l'épidémie à Varsovie, en Russie, ainsi qu'avec toutes celles qui ont été relatées dans l'ouvrage de M. Sophianopoulo.

Cependant, quoique les premiers malades ne paraissent avoir reçu l'affection de personne, voici un fait important à noter : c'est que lorsque cette maladie se déclare dans une maison, elle affecte presque toujours plusieurs personnes ; je n'ai pas même d'exemple qu'elle se soit bornée à un seul individu dans une même maison ; je ne prétends pas qu'il n'en existe point, mais du moins j'en possède beaucoup de contraires : quand on est appelé pour un cholérique dans une maison, on est presque certain d'en trouver deux, trois ou quatre, le lendemain ou le surlendemain. Ceci ferait soupçonner qu'il y a infection, communication de la maladie du cholérique aux personnes qui lui donnent des soins. Mais, d'un autre côté, l'on pourrait considérer les personnes de la même maison comme vivant sous les mêmes influences, et contractant par conséquent la maladie indépendamment de toute contagion; cela est possible. Mais on voit aussi le choléra se déclarer, dans la même maison, à des étages différens, dans des familles différentes, dont le genre de vie n'est pas le même. En résumé, il semble qu'il y ait quelque chose de particulier, dans les maisons affectées, qui prédispose au choléra. On a noté, par exemple, que, dans des rues obscures, telle que celle de la Savonnerie, plus de soixante personnes ont succombé à des étages et dans des ménages différens, dans un espace très raccourci. Ainsi, le froid humide et le défaut de lumière auraient agi, de concert avec la mauvaise nourriture, comme causes prédisposantes et déterminantes. Mais, pour ces cas, où est la cause éloignée ou première?

Cependant il faut tenir grand compte des affections morales : les personnes qui sont frappées de terreur à la vue des cholériques sont assurément très disposées à l'épidémie ; j'en citerai un exemple très frappant, celui d'un personnage marquant. Ce personnage avait suivi, sur la carte, tous les progrès de la maladie ; il faisait venir, depuis dix-huit mois, son médecin plusieurs fois par semaine, pour lui faire remarquer le chemin qu'avait parcouru le choléra ; il était continuellement occupé à calculer à quelle époque il arriverait dans tel ou tel endroit, et enfin quand il serait en France. Le choléra se déclare à Paris, ce personnage dit aussitôt : Voilà le choléra à Paris, il n'y a pas de doute que j'en serai atteint. Il s'informait tous les jours du nombre des malades ; il s'en faisait une occupation continuelle, et disait tous les jours :

Je n'ai rien encore. Enfin il a eu la diarrhée ; rien n'a pu l'arrêter. Le choléra s'est caractérisé, et le malade y a succombé. Voilà un fait que j'ai eu sous les yeux, parce que j'ai donné des soins à ce malade.

Je connais plusieurs autres cas qui équivalent à celui-là. En voici un des plus frappans. Un malade que j'avais traité d'une gastro-entérite très rebelle, était fort bien rétabli ; il n'avait pas encore peur du choléra et il se portait parfaitement ; il alla voir un de ses amis qui en était attaqué ; il ne pénétra pas jusque dans sa chambre ; mais il trouva toute la famille du malade en pleurs, la figure décomposée ; à peine rentré chez lui, il fut frappé du choléra, dont il mourut, sans doute pour avoir pris du vin et de prétendus calmans, mais toujours sous l'influence de la terreur. Il paraîtrait qu'il y a vraiment dans le mode de propagation de cette maladie des faits extraordinaires ; il semblerait que l'air la transporte ; mais, d'autre part, comment admettre cette hypothèse lorsqu'on voit le choléra distribué irrégulièrement dans la même plaine, attaquer un village et épargner le village voisin ? lorsqu'on voit un sujet allant du village infecté dans celui qu'il habite ne pas le transporter, tandis que lorsque le choléra est arrivé dans sa localité, dans sa ville, il en est attaqué lui-même (1) ? Cette maladie a vraiment quelque chose d'extraordinaire

(1) Voir l'ouvrage de M. Sophianopoulo, Paris, 1832.

dans sa marche , qui mérite de fixer toute l'attention des médecins.

D'après tous ces faits, je ne sais si je dois admettre ce qu'on appelle infection. Quant à la contagion,
elle n'est pas admissible, si l'on entend une contagion semblable à celle de la petite-vérole ; car le choléra ne s'inocule pas comme la petite-vérole, comme
la gale ; il ne se communique pas de cette manière.
Des personnes se sont inoculé le sang de cholériques ; d'autres l'ont goûté ; plusieurs ont imprégné
leurs vêtemens des excrétions des cholériques, quelques uns ont eu le courage de se coucher à côté
d'eux ; enfin, on a fait toutes sortes d'essais de cette
nature , et ceux qui ont fait les expériences n'ont
pas contracté le choléra. Il est vrai que les hommes
qui ont tenté ces essais étaient des hommes cou-
rageux ; car, selon toutes les probabilités , si de pa-
reilles expériences eussent été faites par des personnes pusillanimes et malgré elles, il est probable
qu'elles l'auraient contracté. Voilà quelque chose
de bien remarquable.

Prenons garde toutefois qu'il résulterait de ces
probabilités rapprochées de quelques autres, que
le choléra se communiquerait par infection, la
prédisposition de la terreur étant donnée. En effet, admettons seulement qu'une personne affai-
blie par des excès tels que ceux que nous signale-
rons plus bas contracte le choléra en s'appro-

chant d'un sujet qui en est affecté ; vous en avez assez pour conclure qu'il émane d'un cholérique des miasmes qui peuvent communiquer la maladie. Fort bien ; mais, ce point admis, il reste encore certain que les personnes courageuses et sobres peuvent s'approcher impunément d'un cholérique. Le choléra ne s'est point déclaré chez nos infirmiers ; il a épargné nos convalescens dont nous avions réglé la nourriture, de manière à ce qu'ils n'eussent que des digestions parfaites. Les médecins paraissent jouir du même privilége. Nous avons vu cinq gardes-malades attaquées en moins de vingt-quatre heures en soignant des cholériques ; mais on sait que manger et boire le plus possible aux dépens des personnes qui les emploient est en général la devise de ces sortes de femmes. Nous concluons de ces faits et de beaucoup d'autres semblables qu'il y a une infection imminente pour les personnes frappées de terreur, et pour celles dont les fonctions des voies gastriques, des intestins surtout, sont dérangés lorsqu'elles s'approchent des cholériques.

D'autre part, ce fait n'empêche pas la possibilité de contracter le choléra sans la proximité d'aucun malade pour les personnes qui éprouvent ces sortes de dérangemens, lorsque l'épidémie règne dans le pays qu'elles habitent. C'est ce que tous les observateurs peuvent affirmer.

Enfin reste une dernière question : les effets de
soie, de laine, de lin et de chanvre, les poils des
animaux, etc., peuvent-ils s'imprégner du miasme
cholérique et le transporter au loin sans que les
personnes qui les portent soient actuellement malades ou l'aient été depuis peu de temps ? Le
choléra peut-il voyager de cette manière ? Ou bien
cette espèce de transmission ne peut-elle s'effectuer
que dans les limites d'une ville ou d'un village où
règne le choléra ? J'avoue que je ne possède rien
d'affirmatif sur l'existence de cette espèce d'infection, et que je ne pourrais y croire à moins de
faits nouveaux scrupuleusement vérifiés par une
personne d'un esprit droit.

Dans un ouvrage qui paraît maintenant, celui de
M. Sophianopoulo, on admet une atmosphère
cholérique, qui serait bornée à un village, à une
ville, et qu'on pourrait attribuer à une maison,
d'après ce que je viens de dire ; mais cette atmosphère ne peut pas être démontrée. Pour ma part,
je me sens porté à admettre que des influences atmosphériques inconnues préparent insensiblement
les corps des hommes et des animaux au choléra,
et que toutes les grandes perturbations de l'économie peuvent lui servir, chez l'homme, de causes
déterminantes.

Ce qu'il y a de très positif, c'est qu'il existe une

prédisposition au choléra ; c'est surtout là-dessus qu'il nous faut faire des recherches.

Prédisposition et détermination.

Il est prouvé par tous les rapports qui nous sont parvenus depuis que les médecins français ont eu le courage de se transporter dans des pays étrangers pour y étudier le choléra, il est prouvé, dis-je, que tous les dérangemens du système gastrique peuvent être suivis du choléra, lorsque l'on est dans un pays où il règne. Il est ensuite d'observation, selon le docteur Sophianopoulo, que les mêmes excès qui occasionent ces dérangemens gastriques, commis à une petite distance, lorsque le choléra n'existe pas, le sont impunément et ne produisent que les irritations ordinaires qu'elles ont coutume de causer. Voilà d'abord un premier fait.

Quels sont ces dérangemens? il faut bien les spécifier pour pouvoir les reconnaître ; le principal c'est la diarrhée, c'est l'indigestion. Tout individu qui, dans un temps de *choléra-morbus*, contracte accidentellement une diarrhée, peut devenir cholérique. Cependant, il y a des personnes qui paraissent bien portantes, qui n'ont aucun dérangement apparent du système gastrique, et qui sont cependant prises du choléra sans préliminaire effrayant, sans que les symptômes précurseurs de cette maladie, tels qu'un léger dévoiement, des douleurs d'estomac, des nausées, des borborygmes, un, mal de tête, un accablement insolite avec défaut d'appétit, etc., se soient déclarés chez elles ; mais chez lesquelles il existe une sensibilité gastrique, une irritabilité supernormale dans la région de l'estomac et du duodénum. Néanmoins, ces cas sont les plus rares. Le plus communément la maladie s'annonce, ou par les troubles que je viens d'énumérer, ou par un petit dévoiement, lequel n'a pas été précédé de symptômes graves. Lorsqu'un dévoiement ordinaire a existé, le dévoiement du choléra se dessine parfaitement bien à la suite du premier et de manière à ce qu'on ne puisse s'y méprendre.

Ainsi, premières causes prédisposantes, les *indigestions*, les *irritations* ou *inflammations chroniques de l'appareil gastro-intestinal*, dont on peut être porteur depuis un temps plus ou moins considérable ; mais surtout l'habitude des diarrhées. Voilà assurément les premières et principales prédispositions. Une autre prédisposition que j'ai déjà citée, c'est la *terreur*; elle est une des plus puissantes, j'en ai donné quelques exemples ; il y en a beaucoup d'autres. Cette cause paraît agir en irritant l'estomac et affaiblissant l'action du cœur. Une autre encore, c'est l'*ivresse*. Un homme qui se porte bien se livre un peu au vin, fait un excès ; le lendemain ou le surlendemain, sans avoir eu d'indigestion, car alors cela rentrerait dans le cas dont je viens de parler, il se trouve pris du choléra. On peut accuser ici une surirritabilité nerveuse des voies gastriques et des centres nerveux, produite par l'excitation alcoolique.

Une prédisposition bien importante à connaître, c'est la faiblesse qui succède au *coït.* Hier, à la Faculté (19 avril 1832), un de mes collègues, professeur dans cet établissement, me citait plusieurs étudians qui, en sortant d'une maison de filles, ont tous été atteints du choléra. Cette même observation avait été faite en Russie et à Varsovie. Il est donc certain qu'à la suite des excès de ce genre on est dans la disposition au choléra. Gardons-nous néanmoins de toute exagération : je présume, et j'ai de bonnes raisons pour cela, que le coït ne doit prédisposer que les personnes qui en abusent, celles qui s'y livrent dans un état de mauvaise santé, par exemple, avec une gastrite, une affection du cœur, et celles qui commettent en même temps des excès de table.

D'autres prédispositions viennent des maladies, des *convalescences.* Les personnes qui sont sur le point d'entrer en convalescence, ou qui sont déjà convalescentes d'une maladie aiguë, appartenant a système gastrique surtout, sont exposées au choléra. Mais nous n'avons pas remarqué que cette prédisposition fût une des plus puissantes, du

moins nous sommes parvenu a en éloigner les effets, en tenant les convalescens à un régime sévère.
Je crois donc que les convalescens n'y sont exposés
qu'autant qu'ils commettent des excès, ou qu'ils se
donnent des indigestions, faute dans laquelle ils
tombent malheureusement trop souvent. Cette
cause est celle qui détermine le plus efficacement
chez eux le choléra. Nul doute que si la terreur ou
les excès que je viens de signaler se joignaient à
leur convalescence, ils ajouteraient nécessairement à la prédisposition.

Les personnes qui ont éprouvé depuis quelque
temps une maladie grave, sont également prédisposées au choléra. Nous pouvons prononcer là-
dessus, car il nous est revenu beaucoup de nos anciens malades qui avaient été parfaitement guéris,
les uns de fièvres intermittentes, les autres de gastro-entérites. Nous nous sommes informé particulièrement de quelles maladies ces cholériques avaient
été traités lorsqu'ils avaient paru la première fois au
Val-de-Grâce; nous avons presque constamment
trouvé que c'étaient des affections du système gastrique. Nous avons plusieurs militaires provenant
de l'armée du Nord qui avaient passé un certain
temps dans les hôpitaux, prenant du sulfate de
quinine, quelques uns même en très grandes doses,
à cause de l'opiniâtreté de la fièvre intermittente.
Ces individus sont disposés à tomber facilement

dans le choléra. Je n'ai pas pu assez constater si le choléra les a attaqués sans diarrhée, ou s'ils avaient eu une indigestion accidentellement développée par quelques excès. Néanmoins, comme il faut tenir compte de tout, nous ajouterons que plusieurs des sujets qui se trouvaient dans le même cas nous sont arrivés depuis pour d'autres maladies, sans avoir contracté le choléra, quoiqu'il se fût déclaré chez plusieurs militaires de la même caserne, fait qui dépose fortement contre la contagion.

Telles sont les principales prédispositions. J'ai dit que quelques personnes qui paraissaient bien portantes et chez lesquelles on ne pouvait noter d'état morbide du nombre de ceux que j'ai signalés comme pouvant servir de cause prédisposante, ont été cependant subitement affectées. J'ai cherché à approfondir cette question ; je ne me suis pas contenté des premières réponses de ces malades, je les ai observés attentivement, et nous avons remarqué que plusieurs de ces individus rendaient des vers : chez ceux qui ont succombé, nous avons trouvé aussi une grande quantité de lombrics dans les intestins. Nous possédons au Val-de-Grâce sept ou huit exemples de cette espèce de malades qui ont été emportés par le choléra, ou qui en ont été guéris, et qui tous, quoiqu'ayant des vers, avaient été attaqués dans le moment où ils se croyaient en bonne santé. Mais peut-être que si ces hommes avaient su s'observer, ils se seraient aperçu que leur santé n'était pas irréprochable. D'ailleurs, souffrans comme il l'étaient avec le choléra, ils ont pu négliger de nous donner des détails sur les petites indispositions qu'ils auraient éprouvées.

Au surplus, je ne considère pas une personne qui vit avec des vers comme étant dans un état de parfaite santé; elle peut bien ne pas se croire malade, cependant elle est affectée d'une certaine irritation des intestins grêles, irritation qui, jointe à la présence des vers et à la stimulation qu'ils occasionent dans le canal digestif, est à mes yeux une cause prédisposante du choléra.

Quant aux âges et aux sexes, on a remarqué que les enfans sont moins prédisposés au choléra que les adultes, et que la maladie ne les attaque que lorsqu'elle est très répandue et qu'elle a acquis un haut degré d'intensité dans le pays où elle a pénétré. Les femmes y paraissent moins exposées que les hommes. Cela dépend-il de leur sexe, ou bien de leur manière de vivre ? Je serais porté à adopter la dernière opinion, plutôt que la première. Il est très certain que les femmes font beaucoup moins d'excès dans leur régime que les hommes, et que le flux périodique de ce sexe prévient chez lui une certaine irritabilité des intestins très commune chez les hommes.

Les vieillards sont prédisposés au choléra ; mais je crois que c'est moins par l'âge que parce qu'il en est un grand nombre qui sont porteurs de phlegmasies chroniques, ainsi que je l'ai toujours démontré dans mes ouvrages. J'ai plusieurs fois rendu compte de la manière dont se préparait la destruction de l'homme : j'ai fait remarquer que, dans un grand nombre d'individus, il existait une phlegmasie chronique avec laquelle la constitution était en quelque sorte familiarisée, avec laquelle on pouvait vivre ; mais j'ai fait noter aussi que, quand il survient de grands changemens subits dans les influences atmosphériques, ces vieillards contractent des maladies et périssent. Il y a beaucoup d'autres affections qui enlèvent les vieillards et les adultes porteurs de cette phlegmasie. Voilà sur cette question ce que je puis offrir de plus positif.

Invasion.

Occupons-nous maintenant de l'invasion. Je distingue ici la maladie en primitive et en secondaire.

Primitive. Il y a trois grandes sections dans le canal digestif, qui sont : 1° la section supérieure composée de l'estomac et du duodénum ; 2° la section moyenne formée des intestins grêles ; 3° la section dernière ou inférieure, dans laquelle on trouve le colon, le cœcum et le rectum. On sait déjà que toutes les inflammations du canal digestif offrent cette particularité qu'elles peuvent prédominer tantôt dans l'une, tantôt dans l'autre de ces sections. C'est un fait sur lequel les médecins physiologistes ont jeté la plus vive lumière. Eh bien! le choléra n'est pas affranchi de cette loi. Nous avons observé des débuts de la maladie par ces trois sections du canal digestif.

Je vais parler d'abord des débuts par la section inférieure ou par le gros intestin, parce que ces débuts sont les plus fréquens. Le malade éprouve de petites coliques fort légères, quelquefois même il n'en éprouve pas, et ressent seulement un léger mal de ventre qui précède une selle. Plusieurs sont saisis tout-à-coup de cette envie d'aller à la garde-robe; les gros intestins, devenus insensiblement plus irritables que dans l'état normal, semblent s'ennuyer du contact des matières fécales, et les rejettent brusquement et souvent sans douleur. C'est la première scène morbide. Plusieurs personnes habituellement constipées se félicitent même de cette évacuation. Lorsque les intestins se sont vidés des matières fécales, vient aussitôt l'évacuation caractéristique du choléra; elle consiste en une matière comme laiteuse, ressemblant à la décoction de riz, de gruau, ou à la solution d'amidon; elle est souvent teinte de bile, mais on y remarque des flocons.

Alors commencent les coliques, si toutefois elles n'avaient pas précédé ; les malades ressentent des crampes dans les extrémités inférieures ; ils éprouvent des douleurs dans le dos, dans les lombes ; leur urine se supprime ; ils sentent bientôt après que l'estomac commence à s'affecter, quelquefois même avec une rapidité étonnante ; c'est ce que nous avons vu sur un de nos malades, qui, au commencement de la visite, n'avait que de légères nausées, et qui vomissait déjà lorsque j'avais à peine terminé la salle, qui pourtant ne contenait que neuf lits. Alors la maladie était déclarée. Tels sont les débuts par la section inférieure du canal digestif.

Passons à ceux de la section moyenne ou des intestins grêles. Les malades éprouvent des borborygmes d'un mouvement très violent ; pendant plusieurs jours ils ont de petites coliques qui varient de place, et ressentent un état de malaise dont ils ne peuvent se rendre compte ; cependant ils conservent l'appétit et n'ont pas de diarrhée. Quelques uns sentent des douleurs dans la tête et le dos, de la fatigue dans les muscles du torse, de l'engourdissement, de la pesanteur dans les membres, une lourdeur et une faiblesse qu'ils rapportent à tout le corps, des terreurs, des pressentimens fâcheux ; plusieurs sont fort embarrassés pour donner une idée de ce qui se passe dans leur ventre, n'ayant jamais éprouvé rien de pareil. Au bout d'un temps plus ou moins long, la diarrhée se déclare, et, avec elle, les symptômes que je viens de décrire comme appartenant aux débuts de la section inférieure : le choléra alors se manifeste.

Nous sommes arrivés aux débuts par la section supérieure, dont les exemples sont moins rares que nous n'avions cru d'abord. Les malades sont constipés ; ils éprouvent des nausées comme l'on en ressent dans une irritation gastrique ordinaire. Ces nausées augmentent, les malades sont forcés de vomir : ils vomissent d'abord sans douleur, à moins que l'estomac n'ait été déjà malade, puis avec douleur ; viennent ensuite les crampes des extrémités supérieures. La gorge se sèche, devient chaude, douloureuse ; les malades ont même des crampes dans les muscles de la mâchoire. Ces malades éprouvent aussi plusieurs symptômes des débuts de la section moyenne ; quelques uns ont encore des étouffemens qui accompagnent la douleur de l'épigastre ; la face rougit en même temps, de sorte qu'ils paraissent affectés d'une congestion de sang à la base des poumons, dans le cœur et dans l'épigastre ; ils ont toujours les yeux secs et injectés, la physionomie sinistre, et les forces prodigieusement abattues. Voyez leur langue : vous la trouverez large, plate, déjà refroidie, et vous remarquerez que les paupières sont déjà trop larges pour le volume des yeux. Dans ces débuts, les malades se plaignent toujours d'une faiblesse et d'une pesanteur générale qui les jettent dans la plus vive terreur. Après cela se montrent les autres symptômes du choléra que nous allons bientôt décrire.

Il y a encore un autre début qui se manifeste par les centres nerveux. Les malades n'ont pas de dérangement dans le canal digestif, du moins ils ne les accusent pas. Ils éprouvent tout-à-coup un tournoiement de tête, un étonnement extraordinaire, et tombent sans connaissance. Plusieurs soldats ont eu ce début ; je l'ai rencontré aussi chez des personnes du monde qui ont été comme foudroyées. Dans plusieurs épidémies on a vu ce début être mortel. S'il ne l'est pas, les malades revenus à eux restent toujours excessivement prostrés, et se plaignent d'avoir tout le corps comme paralysé. La tête leur reste pesante, douloureuse, la face rouge ; ils se sentent importunés par un soulèvement continuel de l'estomac, qui les menace de vomissemens, et sont fort tristes. Ceux qui étaient sujets aux douleurs rhumatismales sentent de l'engourdissement dans les muscles du cou, des épaules, des membres, et croient être repris de *leur rhumatisme.*

Nous avons rencontré les débuts gastriques et encéphaliques sans diarrhée bien plus souvent chez les personnes riches, qui vivent d'alimens sains, fortement nutritifs, et boivent de bons vins, beaucoup plus fréquemment que dans la classe malheureuse. Nous avons aussi noté que des yeux secs et déjà rapetissés, une langue large, blanche, longue et déjà un peu froide, réunis à des engourdissemens des bras ou des jambes, étaient des avant-coureurs certains du choléra, lors même qu'il n'existait ni nausées, ni douleurs d'estomac et de ventre, ni diarrhée.

Enfin un dernier signe précurseur, qui ne fait jamais défaut, c'est la mollesse et l'état comme pâteux de l'abdomen, dont les muscles se laissent déprimer par la main qui les presse, sans réagir. Au surplus, ce signé persiste pendant toute la durée de la maladie.

Maintenant je me fais une question. Est-ce bien le système nerveux qui a l'initiative dans cette forme diversifiée? N'y a-t-il pas déjà une irritation dans le canal digestif, qui réagit sur ce système, irritation qui n'aurait pas été clairement perçue par le malade, ni accusée par lui? J'avoue que je me range de cette dernière opinion, surtout depuis que j'observe la mollesse et la flaccidité des muscles de l'abdomen. Elle est pour moi l'indice de cette congestion sanguine et séreuse des intestins, qui les tient dans un état de torpeur et va bientôt donner un affreux débordement de matière cholérique par les vomissemens et les selles. Cependant les malades peuvent accuser tous les symptômes que je viens d'indiquer sans se plaindre, ou du moins en se plaignant fort peu du canal digestif.

La seconde scène de ce début se manifeste par des vomissemens qui ont lieu avec beaucoup de douleur. Les selles cholériques sont la troisième. Le choléra, dans ces cas, est extrêmement grave.

Tels sont les débuts primitifs que j'ai pu constater jusqu'ici. Parlons des secondaires.

Lorsque la maladie est *secondaire*, elle se déclare à la suite d'une inflammation aiguë qui est sur le point de se terminer ; ou bien chez un convalescent.

C'est d'ordinaire par une diarrhée que se déclare alors la maladie ; cette diarrhée prend le caractère cholérique, et vous voyez venir ensuite les autres symptômes dont je vais parler. Le pouls baisse, le reste de fièvre qui ne paraissait devoir s'éteindre que dans deux ou trois jours, s'éteint sur-le-champ même ; le malade se refroidit, et tous les symptômes du choléra deviennent tellement évidens, qu'il n'est plus possible de méconnaître cette maladie. Les convalescens sont ordinairement attaqués par la section inférieure ; c'est-à-dire par le dévoiement ; et, comme ils n'ont pas de fièvre, ils tombent encore plus vite dans le ralentissement du pouls et le refroidissement extérieur.

Quant aux maladies inflammatoires qui dépendent du poumon, il paraît qu'elles sont une espèce de préservatif du choléra. On a remarqué que les phthisiques ne tombent pas dans le choléra : cependant il ne faudrait pas trop se fier à cette sentence ; car les phthisiques sont, comme on sait, exposés à la diarrhée, du moins lorsque la maladie a régné pendant un certain temps, et s'ils sont dans cette prédisposition lorsque le choléra se déclare dans l'endroit qu'ils habitent, je ne doute pas (ce n'est ici que ma conviction particulière, à l'appui de laquelle je n'ai pas de preuves) qu'ils ne puissent être attaqués du choléra. Ainsi les plus prédisposés sont ceux qui vivent avec des gastrites, des duodénites et des iléo-colites chroniques.

Symptômes caractéristiques.

Pour faire bien retenir les symptômes caractéristiques de cette maladie, je les partage en trois séries : 1° ceux qui parviennent à notre connaissance par la déclaration du malade ; 2° ceux que nous tirons de son aspect extérieur et de l'exploration de tout son corps ; 3° ceux enfin qui résultent de la nature de ses évacuations.

Première série. Les malades qui sentent bien ce qui se passe en eux nous rendent parfaitement compte de ce qu'ils éprouvent, et voici ce qu'ils déclarent. Lorsque la maladie débute par la lésion des centres nerveux, qui entraîne toujours celle du mouvement musculaire, ils éprouvent tout-à-coup un bouleversement dans le bas-ventre, un sentiment d'ardeur, de feu; il leur semble que des lignes de feu se concentrent vers leur épigastre. Ceux qui sont médecins disent qu'ils ont la conscience que tout leur sang se porte dans l'intérieur du ventre; ce sont leurs expressions. D'autres croient éprouver des espèces d'étincelles électriques extrêmement douloureuses, à la suite desquelles se développe une chaleur extraordinaire et insolite. Voilà leur première perception. Viennent ensuite un accablement excessif, une faiblesse musculaire subite, au point que les malades ne peuvent plus se mouvoir. Il n'existe pas de maladie, excepté les apoplexies complètes, dans lesquelles le corps soit aussi lourd, aussi massif qu'il l'est dans le choléra. Le malade ne peut plus se mouvoir, il lui semble être une masse de plomb ou de pierre; il ne peut agiter que ses bras ou ses jambes, et il les agite beaucoup, tandis que son torse est immobile; mais il en est dont les membres sont déjà lourds et comme paralysés. Cela se conçoit, parce que le principal siége de l'irritation est dans toute la longueur du canal digestif, et qu'elle réagit sur la moelle et sur les muscles locomoteurs. Les selles ne sont pas très douloureuses ; elles ne se font pas avec ténesme, comme dans les dysenteries ordinaires ; elles ont lieu, pour ainsi dire, à l'insu du malade. Les coliques n'en existent pas moins ; mais ce ne sont pas elles qui expulsent les selles, cela n'a lieu que dans peu de cas ; les coliques ne co-existent même pas quelquefois avec les selles, mais les douleurs de ventre se rencontrent presque toujours. Les crampes sont très douloureuses, c'est ce qu'il y a de plus fatigant pour le malade et ce qu'il redoute le plus ; elles sont si violentes qu'elles font pousser des hurlemens à plusieurs. Ces crampes ne se bornent pas à attaquer les membres , elles se manifestent aussi dans les muscles du tronc, dans les longs dorsaux, et, chez quelques sujets, il existe un état tétanique.

Toutefois, il faut noter que la raideur convulsive cesse d'être considérable aussitôt que le choléra est bien prononcé. Cette maladie amène toujours la faiblesse et la mollesse des fibres musculaires ; et l'on est tout étonné de ne point sentir de résistance dans des muscles tendus par les crampes , et où les malades disent ressentir de vives douleurs. Nous avons même noté des cas où la flaccidité des muscles se déclarait dès le début de la maladie.

Le malade accuse encore des douleurs très violentes dans les membres sans qu'on y découvre

des signes intérieurs de crampes, ou bien ils parlent de crampes non signalées, pour l'observateur,
par la tension des muscles, et l'on est tout étonné
d'observer une immobilité complète dans des
membres, où les cholériques disent éprouver d'a-
troces douleurs. Une ardeur considérable est res-
sentie à la région de l'estomac et dans toute l'é-
tendue de l'épigastre; cette espèce de douleur les
occupe ordinairement beaucoup plus que les coliques; elle les oppresse, les empêche de respirer et
leur fait pousser des soupirs et des sanglots; ils
demandent qu'on leur redresse le dos, ils ouvrent
largement la bouche, il se plaignent d'être près
de suffoquer. Cette douleur de l'épigastre coïncide
avec une coloration très vive de la face. Les vomissemens la suspendent, et plusieurs malades les dé-
sirent et les provoquent; l'anxiété va toujours crois-
sant. C'est avec cette compression de l'épigastre,
cette oppression qu'éprouve le malade, cette angoisse, cette difficulté de respirer, ce besoin d'air
qui accompagnent toujours cet état, c'est avec ces
symptômes que l'on observe des crampes des bras,
des doigts, de la mâchoire; même quelquefois
des muscles des yeux et de tous les muscles supé-
rieurs. Il faut joindre à ces sensations celle
d'une sécheresse et d'une ardeur dans le gosier,
dont le mucus est tenace et la muqueuse fort
injectée. Ce symptôme est fort intense pour peu

qu'il y ait congestion cérébrale avec prédominance de l'irritation dans l'estomac, et il persiste fort long-temps.

Tous les symptômes que je viens d'énumérer sont tirées scrupuleusement des déclarations des malades.

Deuxième série. Passons maintenant aux explorations extérieures. Vous voyez souvent les crampes, elles sont évidentes; les muscles sont dessinés sous la peau, quoiqu'ils soient souvent mollasses ; vous voyez ensuite les évacuations dont nous allons parler bientôt, vous ne pouvez avoir aucun doute à cet égard. Vous observez encore d'autres signes dont les malades ne vous parlent pas : vous voyez, par exemple, des yeux excavés, rétrécis, secs, atrophiés; au bout de quelques heures, l'œil semble réduit d'un quart, quelquefois de la moitié de son volume, de telle sorte qu'on remarque un espace entre la paupière et le globe de l'œil ; la graisse de l'orbite semble se fondre, se résorber en peu d'instans ; les yeux semblent se retirer vers la nuque, comme s'il y avait un fil qui les tirât en arrière : c'est un aspect hideux ! A mesure que la maladie avance, ce symptôme fait des progrès ; les yeux prennent une couleur rougeâtre, noirâtre ; la cornée devient opaque ; le malade n'y voit plus lorsqu'il est sur le point d'expirer. Ce sont là les *yeux cholériques* des auteurs. Mais il faut se souvenir qu'on en observe de semblables aux approches de la mort dans toutes les gastrites sporadiques du plus haut degré, ainsi que nous l'avons cent fois répété dans nos écrits.

La face présente aussi un aspect particulier; elle maigrit avec une grande rapidité; elle est grippée d'une manière qui lui est spéciale, ou bien elle est sans expression. Mais ce que l'on remarque avec le plus d'étonnement, c'est la couleur livide de cette face, se prononçant à mesure que la maladie fait des progrès; nous en allons bientôt dire la raison. Les extrémités se refroidissent, la langue est d'ordinaire pâle, large, plate et froide au toucher. Ce symptôme figure encore au nombre des prodrômes du choléra. La respiration est froide, la parole difficile, sépulcrale, basse; *les paroles sont plutôt soufflées qu'elles ne sont prononcées*, ainsi que l'ont déjà dit les observateurs; les malades se tiennent dans une attitude immobile, sur le dos lorsque la prostration a fait des progrès; mais, dans le début et vers la fin, lorsque le traitement leur a rendu un peu de force, ils s'agitent et ne peuvent tenir dans aucune position. On peut même ajouter que, tant que ce symptôme persiste, la modification cholérique n'est pas dissipée. Mais, lorsque la prostration est arrivée au comble, si vous les forcéz de se mettre sur le côté, bientôt ils ne peuvent plus y tenir, ils vous supplient de leur permettre de se coucher sur le dos, la tête en arrière, le torse et la poitrine soulevés en avant. Pendant que le tronc est ainsi immobile, ils agitent leurs membres, se découvrent la poitrine, se plaignent d'un feu intérieur qui les oblige à enlever autant qu'ils peuvent les cataplasmes et autres corps chauds qu'on leur applique sur l'épigastre; ils se portent aussi d'un côté et de l'autre de leur lit, en se roulant, car ils ne peuvent se soulever en masse. Ils sont, en un mot, dans une espèce d'agitation laborieuse et lourde qui a vraiment quelque chose d'effrayant. La couleur devient de plus en plus brune, elle passe au livide; cette couleur commence par les extrémités du corps, avance graduellement jusqu'au torse; elle ne respecte rien. On a écrit qu'elle pouvait respecter la poitrine; mais l'observation nous démontre tous les jours que la cyanose devient générale. Cette couleur varie suivant les personnes : les bruns ont toujours la cyanose plus pure ; ils sont noirs, bleuâtres ; les individus d'une constitution sanguine ou lymphatique, d'une peau transparente, sont plutôt colorés d'une espèce de jaune, de mauvais doré, qui se répand sur leur peau. Chez quelques uns il y a une teinte ictérique : je crois que ce sont particulièrement les personnes qui ont des affections

du foie qui présentent cette couleur ictérique
On remarque que le pouls est d'abord petit, et
qu'ensuite il disparaît plus ou moins promptement.
J'ai cherché à déterminer comment survenait cette
cessation du pouls, que j'ai nommée *asphyxie*. J'ai remarqué que le pouls ne commence à faiblir que lorsqu'il y a eu de fortes douleurs , soit dans la région
de l'estomac, soit dans celle du ventre, et des évacuations. Plus il y a d'angoisses , de tortures intérieu-
res et d'évacuations, plus le pouls faiblit promptement. Il résulte de là que les personnes qui por-
taient déjà des phlegmasies chroniques du canal
digestif tendent à l'asphyxie ou défaut de pouls
d'une manière étonnante. Comme la mort dépend
spécialement, dans cette affection , de l'asphyxie,
c'est-à-dire du défaut de pouls, ces personnes sont
comme foudroyées ; on les voit mourir souvent en
deux ou trois heures, quelquefois même dans une
heure. Il meurt ainsi beaucoup de vieillards qui
ont passé soixante-dix ans , qui sont porteurs de
maladies internes , latentes. Nous avons également vu succomber de cette manière des jeunes
gens qui venaient de commettre des excès en vin
et en femmes. Il ne s'opère point en eux de réaction, et, dans peu d'heures, ils sont arrivés à l'agonie et à la mort. Le pouls offre des variétés dignes
de remarque sous le rapport de la fréquence : nous
avons remarqué qu'il est lent chez les sujets où

prédomine l'irritation des intestins , et qu'il offre souvent une extrême fréquence chez ceux où l'estomac est la partie la plus affectée, surtout lorsque le choléra a été précédé d'une gastrite chronique. Même observation pour les cas où la congestion de l'épigastre est accompagnée de celle des régions inférieures des poumons. Peut-être aussi cette fréquence est-elle plus commune chez les malades qui avaient, dans l'état normal, le pouls accéléré et les parois du cœur minces et mobiles. Quoi qu'il en soit, cette fréquence annonce un haut degré d'irritation dans les viscères où prédominent les branches des nerfs de la huitième paire, et signale une des nuances les plus intenses et les plus rapides du choléra.

Voici une autre remarque à faire à ce sujet. Lorsque le pouls commence à faiblir, les malades tombent dans l'accablement, dans l'immobilité dont j'ai parlé. Cependant le pouls est quelquefois nul , que les malades conservent encore de la force; on en voit même qui se lèvent , qui se jettent d'un endroit à un autre ; d'où cela vient-il ? on peut, je crois , l'attribuer aux douleurs. Ce sont les tortures qui les sortent pour un moment de cet état de plomb ; mais ces malheureux y retombent l'instant d'après. Plus aussi les crampes sont considérables, plus prompt est l'épuisement, et plus tôt arrive la cessation du pouls , qui est suivie immédiatement de la cyanose, cependant avec une célérité différente. Ainsi, lorsque le pouls ne cesse pas promptement, mais s'affaiblit avec lenteur, parce que la marche de la maladie n'est pas très rapide, la cyanose tarde quelquefois plusieurs jours à se manifester : d'ordinaire ce n'est que deux ou trois heures après la cessation du pouls que la cyanose se déclare ; cela dépend absolument de la promptitude avec laquelle cesse la circulation. Lorsqu'on explore avec le stéthoscope le cœur des personnes atteintes de cyanose, on sent un léger frémissement semblable à celui qui se fait remarquer chez un agonisant.

Il ne faut pas oublier la mollesse des parois de l'abdomen, dont nous avons parlé à l'occasion des débuts. Elle se prononce de plus en plus, et devient telle, que le tact ne peut plus distinguer les muscles, du tissu cellulaire extérieur qui les recouvre. Ces muscles n'opposant plus de résistance à la main qui les déprime, l'abdomen semble pâteux au palper, et souvent la pression n'y développe aucun sentiment douloureux.

Il est certains sujets chez qui la cyanose, ou la couleur tendant au noir, ne se remarque d'abord que le long du trajet des veines du plan superficiel, de manière qu'ils paraissent comme marbrés ; elle ne devient générale que par les progrès de la maladie. D'autres brunissent et noircissent sans présenter ce phénomène. Il est probablement subordonné au plus ou moins de transparence de la peau.

Voilà ce que manifeste l'aspect extérieur du malade.

Troisième série. Voyons maintenant les caractères qui résultent du changement des évacuations. Tant qu'un malade ne vomit que les alimens, la bile, ou bien la boisson qu'il vient de prendre, vous ne pouvez pas dire que son vomissement est cholérique. De même, tant qu'il ne rend par les voies inférieures que le résidu de sa digestion, les matières fécales, il n'y a rien là de cholérique. Mais, lorsqu'après ces évacuations du contenu du canal, vous voyez paraître cette matière dont j'ai parlé, vous ne pouvez pas douter de la nature cholérique de la maladie, quelles que soient d'ailleurs les souffrances que le malade éprouve.

J'insiste sur ce point.

Ces caractères sont d'abord un liquide ressemblant à une solution de fécule, ou à de l'eau blanche, laiteuse; mais on y voit toujours flotter des flocons de mucilage opaque; l'odeur en est fétide; dès le commencement pourtant, elle ne l'est pas encore excessivement. Pendant la progression de la maladie, cette matière change de caractère; elle s'épaissit lorsque la maladie dure long-temps, tandis qu'au contraire, dans le commencement, elle est extrêmement liquide, extrêmement abondante, copieuse, surtout par les selles ; on l'entend faire du bruit, bouillonner dans l'intérieur des intestins ; elle sort avec une grande rapidité ; elle est souvent teinte de bile au début de la maladie ; chez quelques sujets la bile persiste dans les évacuations. Il est important d'y faire attention pour ne pas prendre le change. Vous reconnaissez toujours ce qui appartient au choléra par les flocons gélatineux, albumineux, que vous rencontrez dans cette matière. Chez quelques malades les évacuations bilieuses ont persisté jusqu'à la fin, et les autopsies cadavériques les ont justifiées. Chez d'autres, la matière cholérique offre une teinte rougeâtre.

Je disais que, pour compléter le diagnostic de cette maladie, il fallait faire une plus grande attention aux évacuations qu'aux douleurs. Quelle en est la raison ? C'est parce que rien n'est variable comme la sensibilité en général, et surtout celle des viscères et des organes intérieurs, ainsi que je le professe continuellement. Il y a des personnes qui souffrent beaucoup pour une légère phlegmasie intérieure ; il en est d'autres qui ont des désordres graves dans l'intérieur sans éprouver aucune sorte de douleur. Nous avons vu ici des cholériques mourir presque sans souffrance, en rendant des évacuations très abondantes, et devenant noirs ;

nous en avons vus d'autres qui ont été dans un état d'immobilité parfaite pendant les évacuations, l'asphyxie et la cyanose. Chez les malades qui n'ont presque pas eu de coliques et ont eu fort peu de crampes, les premiers signes caractéristiques de la maladie ont dû être tirés de la nature des évacuations. Il y a d'autres sujets, au contraire, qui s'agitent, se tourmentent beaucoup, souffrent considérablement dans leurs membres, et ont des crampes extrêmement douloureuses. La douleur des crampes varie aussi beaucoup, suivant la sensibilité des individus : quelques sujets la supportent patiemment sans froncer le sourcil, d'autres poussent des hurlemens.

Tout cela fait voir l'importance de s'attacher aux caractères fondamentaux, qui, en résumé, ne manquent jamais et ne doivent pas se tirer des lésions de la sensibilité.

Les autres excrétions doivent être également examinées : la peau est froide, et la transpiration paraît nulle ; l'urine est supprimée aussitôt que la maladie a revêtu son caractère distinctif ; il se fait dans l'arrière-bouche une sécrétion de matière visqueuse, dont l'excrétion est pénible et provoque la nausée ; les yeux sont secs d'abord, puis ils deviennent chassieux et se couvrent d'une mucosité blanchâtre qui les ternit et les fait ressembler à ceux d'un agonisant.

Résumons présentement les principaux carac-
rères extraits des trois séries que nous venons de
parcourir.

Évacuation par le haut ou par le bas, mais surtout par cette dernière voie, de la matière cholérique que j'ai assez décrite ; affaiblissement de la circulation, disparition du pouls, *asphyxie*, froideur de
tout l'extérieur du corps, *cyanose ;* suppression de
toutes les excrétions, à l'exception de celles du tube
digestif : tels sont les caractères fondamentaux,
auxquels viennent se joindre comme indication
qui ne manque jamais, cet état des yeux que j'ai
aussi décrit, et que nous avons appelé *cholérique*,
et la flaccidité des muscles de l'abdomen. Lorsque ces symptômes coexistent, nul doute que
vous n'ayez affaire à un sujet atteint du choléra-
morbus. Ainsi, c'est particulièrement à ce groupe
de symptômes qu'il faut faire attention, quand on
est appelé auprès d'un malade. Si les selles dont
nous avons parlé coïncident avec la diminution de
la circulation et la flaccidité des muscles abdominaux, on peut considérer le malade comme étant
frappé d'un commencement de choléra (1).

(1) Quelque smalades n'ont point d'évacuations, mais le
tube digestif est toujours rempli du fluide cholérique. *Voir
le Supplément.*

CHAPITRE II.

Récapitulation des causes et des caractères du choléra. Marche. Terminaison. Nécroscopies. Pronostic du choléra épidémique.

Avant d'aller plus loin, il est bon de rapprocher tout ce qui vient d'être dit dans le chapitre premier.

Nous avons vu que le choléra-morbus épidémique est une maladie qui probablement est fort ancienne. On lui a donné le nom du choléra-morbus sporadique à raison de la similitude des symptômes ; mais il en diffère beaucoup par son caractère épidémique, et surtout par son mode de propagation ; car le choléra-morbus sporadique ou commun ne se développe guère qu'en été et sous l'influence de causes irritantes qu'il est très facile d'écarter , et ne se propage point par infection, au lieu que le choléra-morbus épidémique se propage certainement par une espèce d'infection , qui cependant n'agit que sur les personnes prédisposées , et dans le foyer de l'épidémie. Nous ne déterminons rien sur le mode de propagation d'une ville à une autre; mais nous notons le règne prolongé des vents secs de l'est, contrastant avec la chaleur solaire, comme une influence qui agit sur des personnes qui n'ont point eu de rapport direct avec les cholériques, et peut déterminer la maladie. Nous avons dit ensuite quelles étaient les prédispositions : elles se réduisent à une irritabilité extraordinaire ou à une irritation morbide du canal digestif. J'ai signalé les causes déterminantes : ce sont toutes les stimulations vives qui peuvent porter un dérangement considérable dans l'action de la digestion. Nous devons y ajouter l'impression du froid, lorsque le corps est échauffé. J'ai fixé ensuite l'attention des lecteurs sur le mode d'invasion. On a dû remarquer qu'il y avait presque toujours un trouble du canal digestif, accusé par le malade ; que cependant quelquefois la maladie semblait débuter par une lésion des centres nerveux, par une perte des facultés motrices et intellectuelles ; mais qu'il ne m'était pas démontré que les sujets dont la maladie avait débuté sous cette forme n'eussent pas déjà éprouvé des lésions du canal digestif, car la mollesse des parois de l'abdomen, qui figure dans les prodrômes, est un indice certain de la congestion sanguine et mucoso-séreuse des intestins. Aussi les selles, quand elles paraissent, s'échappent-elles sans ténesme et sans contraction simultanée des muscles abdominaux. J'ai donc penché pour la priorité d'affection des organes digestifs dans ces débuts qu'on croirait devoir rapporter exclusivement aux centres nerveux , et j'ai rattaché les autres débuts aux trois sections principales du canal digestif. En somme, quatre débuts , dont trois par les trois sections principales du canal digestif, et le quatrième par le trouble des centres nerveux , troubles qui, selon moi, pourrait être la suite d'une affection antécédente , mais occulte, du canal digestif. Après cela nous avons vu les symptômes caractéristiques de la maladie.

Pour mieux les faire saisir et pour éviter toute équivoque, j'ai parlé d'abord des symptômes qui parviennent à notre connaissance par les déclarations du patient, par l'accusé de ses perceptions, de ses souffrances, attendu que cette maladie débute toujours par quelque dérangement dans les fonctions, dont les malades peuvent rendre compte ; ensuite j'ai exposé ce qu'on peut recueillir en explorant leurs corps : il serait inutile d'entrer dans de nouveaux détails à ce sujet, puisque c'est par là même que je viens de terminer le chapitre premier. J'ai fixé enfin l'attention sur la nature des évacuations des cholériques , parce qu'elles sont en effet d'un grand secours pour le diagnostic.

Nous demandons maintenant si , dans le cas où le choléra - morbus serait arrêté dans son début par une médication appropriée , on serait , en bonne logique , en droit de faire une maladie particulière de ces sortes de cas? Je ne le crois point, et voici mes raisons : les symptômes sont les mêmes dans les *cholérines*, car c'est le mot, que ceux du début du choléra complet ; il est impossible de prouver que les cholérines arrêtées ne seraient pas devenues des choléras. On répondra : Mais si quelqu'un est en route pour se jeter à la rivière, qu'un ami l'arrête et fasse disparaître les causes de son chagrin, écrirez-vous qu'il s'est jeté à la rivière? Non certes ; mais il n'en est pas moins vrai que, s'il n'avait pas été arrêté, il s'y serait jeté. C'est précisément le cas des cholériques dont on arrête la maladie. Ils se précipitaient vers la mort : vous les avez retenus, mais la marche vers la mort avait déjà commencé. Au reste, la même objection et la même réponse sont applicables à toutes les maladies graves et rapides.

Toutefois, il est raisonnable d'admettre la possibilité de certains dérangemens de la fonction digestive, qui se présentent dans les populations où règne le choléra, mais qui n'en prennent point les caractères. C'est un sujet que nous serons obligé de traiter.

Examinons maintenant la marche de ses affections, la nécroscopie, le pronostic et le traitement.

La marche. Je ne saurais accorder une marche absolue, indépendante, fatale, au choléra. Il est d'observation, d'abord, que le choléra spontané et bien caractérisé est toujours funeste. M. Gravier, médecin du roi à Pondichéry, est le premier qui, sorti de l'École physiologique, ait appliqué les données de cette école à l'étude du choléra-morbus. Il l'a observé à Calcutta, depuis 1817 jusqu'à 1825, et a gémi des mauvais résultats des traitemens stimulans composés de poivre, d'eau-de-vie, de cannelle, de muscade, de gingembre, qu'on opposait à cette maladie. Il a constaté que l'on pourrait obtenir un bien plus grand nombre de guérisons en traitant les malades par l'eau de riz après les avoir saignés, car il n'avait à sa disposition ni des sangsues, ni de la glace, ni tous les moyens que l'on nous voit employer ici avec succès. D'ailleurs, la maladie se montrait sur des milliers d'individus, de telle sorte qu'il ne pouvait y avoir que deux ou trois moyens généraux à opposer en grand à ce fléau. Cet embarras se reproduit toutes les fois qu'une grande épidémie existe. Il a donc vu que, par ce traitement antiphlogistique dont les bases étaient des saignées copieuses, et, au début, l'eau de riz pour boisson, au lieu de l'eau-de-vie, ou autres excitans, on guérissait plus de la moitié des malades, tandis que, par la méthode employée dans ce pays, à peine en sauvait-on un sur cent. Cependant M. Gravier est convenu avec une bonne foi extrêmement louable, qu'il valait mieux traiter mal la maladie, que de la laisser marcher ; car il n'y avait pas d'exemple qu'un choléra-morbus, abandonné à lui-même, se fût terminé par la guérison. Tout cela a été consigné dans la thèse de M. Gravier, qui me fut communiquée manuscrite, et pour laquelle je donnai quelques conseils en 1826. Ceux qui voudront fouiller dans les archives de la Faculté de 1825 ou 1826 la trouveront. M. Gravier me laissa, en partant, un grand nombre de pièces ; il m'en envoya d'autres depuis : c'est avec ces matériaux qu'a été rédigé, par M. le docteur Gaubert, mon collaborateur aux *Annales de la médecine physiologique*, un article sur le choléra asiatique, qui parut en l'année 1827, et que chacun peut lire ; car ce journal, comme les autres, est déposé dans toutes les bibliothèques publiques.

Ces observations de M. Gravier sont conformes aux miennes. Cette maladie, si elle est abandonnée à elle-même, est terrible et constamment mortelle, mais curable à différens degrés, suivant le traitement qu'on lui applique. Voilà bien, ce me semble, la question posée comme elle doit l'être.

Maladie modifiée ou traitée. — Je résume à trois les modes de traitement qu'on peut lui opposer : 1° le traitement purement stimulant ; 2° le traitement stimulant et débilitant, soit simultanément, soit alternativement, et 3° le traitement physiologique. Mais il faut d'abord la voir dans sa marche spontanée : c'est le moyen de mieux comprendre les modifications dont elle est susceptible.

Nous avons dit que la maladie, abandonnée à elle-même, est constamment mortell e. Voici av c quels symptômes : lorsque le choléra a revêtu les caractères qui lui sont propres , les malades vomissent continuellement, vont beaucoup à la selle ; le pouls va toujours s'affaiblissant ; il disparaît ; quand il a disparu, la couleur bleue se manifeste ; elle marche des extrémités au centre ; le pouls cesse, l'irritabilité s'éteint partout ; les facultés intellectuelles, qui s'étaient maintenues d'une manière admirable et malgré l'extrême affaissement du malade, s'évanouissent, et quelques uns de ces malades périssent dans une espèce d'agonie de courte durée , qui est annoncée par une respiration que j'appelle *sublime* , c'est-à-dire avec soulèvement laborieux des parois du thorax. Alors les malades s'éteignent tout-à-coup, en voulant faire un mouvement, ou lorsqu'on se dispose à les placer sur le siége ou à les soulever. Voilà la terminaison.

Quant à la durée, elle varie un peu , mais seulement un peu, car cette maladie est circonscrite dans des limites vraiment étroites ; on ne la voit guère aller au-delà de trois jours, quand elle est abandonnée à elle-même ; souvent elle est mortelle en deux ou trois heures, c'est-à-dire que les phéno-

mènes des vomissemens, des selles, du ralentissement du pouls, du refroidissement extérieur, de la
cyanose et de l'agonie, marchent tantôt fort vite,
et tantôt avec une lenteur circonscrite à peu près
dans le terme de trois à cinq jours, que je viens
d'indiquer.

La maladie est modifiée d'abord par les stimulans purs. Je prends cette méthode la première,
parce que c'est celle qui lui a été opposée dans
l'Inde, à Calcutta, dans les possessions anglaises.
La raison en est simple : c'est que le système de
Brown avait envahi toute la médecine anglaise, et
que les médecins partis d'Angleterre out dû nécessairement appliquer leur théorie aux malades qu'ils
ont eus à traiter dans tous les pays possibles. Cette
méthode était plus nuisible dans les pays chauds
que partout ailleurs. Elle consiste à donner des
liqueurs spiritueuses, comme de l'eau-de-vie, du
rhum, du tafia, non seulement purs, mais encore imprégnés, saturés de substances aromatiques, irritantes, comme la muscade, le giro-
fle, etc.; à donner le vin pur, le vin de Madère
surtout, qui se transporte partout, que l'on trouve
dans toutes les parties du monde, parce qu'il est
excessivement vigoureux, n'ayant pas terminé sa
fermentation, et qu'il a beaucoup de matières
sucrées; à joindre ensuite à ces excitans quelques
narcotiques, etc. La mortalité est effrayante sous

l'influence de cette méthode ; cependant quelques exemples de crises heureuses se présentent : elles attestent les ressources de la nature humaine. Ce qui semblerait devoir exterminer un homme devient quelquefois la cause de son salut, et cela par la voie des révulsions, phénomène sur lequel l'enseignement physiologique moderne est beaucoup trop stérile, parce que les révulsions sont subordonnées aux sympathies, aux synergies qui existent entre les organes, et que l'on a abandonné cette sorte d'étude pour se livrer exclusivement aux expérimentations. Il n'y a rien là qui doive nous étonner : tel est l'esprit humain. Toutes les fois qu'une nouvelle espèce d'exploration de la nature est vantée, est célébrée par des hommes éminens, appartenant à des corps savans, par des hommes d'une grande réputation, d'un grand titre, tout le monde s'y précipite ; il faut qu'on s'en sature avant qu'on puisse apercevoir les inconvéniens qui en résultent. C'est ainsi que le système de Brown a dû faire de nombreuses victimes, avant qu'on reconnût son erreur et les dangers qui y sont attachés.

Il est donc constaté que les malades excessivement stimulés peuvent éprouver des crises salutaires. Ces crises ont lieu par les sueurs copieuses déterminées par le vin, le punch, les liqueurs spiritueuses, l'eau-de-vie, etc., et les malades sont sauvés de la mort.

Il est encore des médecins qui soutiennent qu'une inflammation ne saurait être guérie par des stimulans. Leur but n'est pas de détourner les praticiens de l'emploi de ces moyens dans les phlegmasies : les vrais physiologistes ne soutiennent jamais cette thèse. Ceux qui tiennent ce langage veulent seulement insinuer que toutes les maladies que l'on peut guérir de cette manière ne sont pas des inflammations ; c'est un moyen usé dont on se sert depuis long-temps pour nous critiquer. On prétend ridiculiser notre explication quand nous disons qu'un organe enflammé peut se dégorger par l'effet même de la stimulation qu'on lui fait éprouver. Mais cette plaisanterie est mauvaise, puisqu'elle se dirige contre les faits les mieux constatés. Tous les praticiens savent que les ophthalmies, les urétrites, les érysipèles guérissent quelquefois par la stimulation directe; mais ils n'ignorent pas non plus que ces inflammations en sont le plus souvent exaspérées. Il faudrait un haut degré d'audace pour entreprendre de nier ce double fait. Personne n'ignore non plus que Sylvius et les autres chauffeurs du temps passé n'ont pas tué tous les péripneumoniques qu'ils incendiaient, et que Brown et les siens n'ont pas exterminé tous les malades atteints de gastro-entérites, qu'ils superstimulaient sous prétexte de *fièvres asthéniques.*

Quant au mode d'action des stimulans dans les cas de guérison, il est patent : le dégorgement du tissu enflammé est en raison des hémorrhagies, des sueurs ou des excrétions alvines qui succèdent à la stimulation du tissu enflammé!... Ces Aristarques paraîtraient ignorer d'ailleurs que, si l'on ne stimule pas impunément les membranes séreuses et les tissus pleins qui n'ont pas de voie d'excrétion, on peut quelquefois sans danger stimuler les membranes de rapport lorsque la mucosité est prompte à paraître, et que le flux muqueux peut amortir sur-le-champ l'inflammation. Ignoreraient-ils que les stimulations de la membrane interne du tube digestif se répètent dans tout l'appareil nerveux, dans le cœur, dans la plupart des organes glanduleux sécréteurs, et que les évacuations, soit sanguines, soit muqueuses, soit séreuses, qui en résultent, peuvent détruire l'inflammation gastrique ou intestinale que les stimulans avaient d'abord exaspérée, mais que bien plus souvent l'exaspération qu'ils ont produite, loin de se calmer, augmente et compromet la vie des malades ?

Mais pourquoi revenir sur une réfutation tant de fois reproduite? Si nos adversaires nient ces faits, quoiqu'ils les connaissent, ils feindront de ne m'avoir pas compris; s'ils sont parvenus jusqu'au doctorat sans en sentir la vérité et les conséquences, ils ne m'entendront pas : dans l'un comme dans l'autre cas ils ne méritent pas une réponse. Aussi n'est-ce pas pour eux que j'écris ceci, mais pour les hommes de bonne foi qui n'auraient pas assez approfondi la question des révulsions et celle des contre-stimulations qui ne sont que des superstimulations opérées sur des tissus enflammés.

C'est pour ces hommes de bonne foi, probes et philantropes, que je réduirai la question qui nous occupe aux termes suivans. Lorsqu'on stimule un tissu enflammé, on s'expose à augmenter son inflammation et à hâter sa désorganisation, qui peut, lorsque ce tissu est de haute importance, entraîner la perte du malade ; mais la nature a des moyens de détourner ce coup mortel, surtout quand il est porté sur des organes sécréteurs ou sur des tissus riches en sympathies et qui peuvent provoquer des évacuations révulsives.

Il ne s'agit donc plus que de compter les succès et les revers, afin de voir lequel est le meilleur, d'irriter ou de calmer directement les organes qui sont en état d'inflammation.

Or, comme nous l'avons dit, M. le docteur Gravier a résolu la question relativement au choléra.

Un des inconvéniens de la méthode brownienne appliquée à cette maladie, c'est que les individus, en très petit nombre, guéris par les moyens perturbateurs qu'elle emploie, conservent souvent un état morbide du canal digestif et même de toute l'économie, qui persévère long-temps ; mais, ce qui est plus fâcheux, il arrive souvent que ce traitement brownien, quand il n'est pas suivi d'une mort prompte, prolonge l'inflammation cholérique des voies digestives, sous la forme aiguë, et produit des typhus ou fièvres typhoïdes, qui d'ordinaire se terminent par la mort.

C'est chez les cholériques non traités et chez les stimulés que se présentent les rétractions violentes des pieds et des mains, qui produisent la flexion des orteils et le serrement des poings, que l'on observe pendant les crampes, et qui, quand ils n'ont pas eu lieu pendant la vie, se manifestent quelques instans après la mort, comme si le cadavre allait revenir à la vie.

Vient ensuite la méthode éclectique, mixte, des personnes pusillanimes, timides, la méthode en général de la masse des médecins, parce que les idées ne sont pas encore suffisamment arrêtées sur la nature de cette maladie, et qui consiste à saigner d'abord les malades, ou bien à les stimuler pour les réchauffer avant de leur faire perdre du sang, ensuite à provoquer des évacuations, tantôt par le haut, au moyen de l'ipécacuanha et du tartre stibié, tantôt par le bas, avec le calomel et quelques autres drastiques ; à exciter la sueur par l'administration des sudorifiques, par les bains chauds; à administrer des narcotiques qui paraissent appropriés aux mouvemens nerveux, mais à les administrer sans avoir préalablement assez réduit l'état inflammatoire, en un mot, à faire la médecine des symptômes.

Cette méthode est celle qui domine maintenant à Paris (1), parmi les médecins qui ne sont pas élevés à l'école physiologique, qui ne se sont pas exercés, comme nous le faisons dans cette école, à toujours considérer, dans les différentes maladies, l'action des modificateurs sur la marche des symptômes et les résultats qui en proviennent.

Je n'entrerai pas dans de plus grands détails sur cette méthode, elle est partout consignée; il me suffit de la signaler, de vous dire que ses résultats sont plus avantageux que ceux de la première. Je ne sais même si l'on peut établir ici une comparaison; car les résultats de celle-ci ne présentent quelques avantages que si on les compare à ceux de la marche spontanée, qui est reconnue constamment mortelle : il vaut mieux, en effet, exposer le malade à une stimulation outrée que le laisser périr sans secours, mais mieux encore, avant de le stimuler, l'affaiblir par des sai

(1) Elle ne domine plus, depuis les deux articles insérés au *Moniteur*.

gnées , etc. Dans ce traitement , les malades , qui d'ailleurs succombent en grande majorité , meurent un peu plus tard que dans la précédente , et ceux qui ne succombent pas d'abord ont des gastro-entérites aiguës , très difficiles à guérir, et dont un très grand nombre passe à l'état typhoïde. Ils sont aussi fort exposés aux congestions de sang au cerveau ; et aux gastro-entérites consécutives.

Les sujets qui sont traités par la méthode physiologique , c'est - à - dire par l'emploi des moyens émolliens , rafraîchissans , à l'intérieur , et par l'usage des excitans à l'extérieur , proportionnés à leur susceptibilité , ont des chances beaucoup plus avantageuses que les précédens. La grande majorité guérit en peu de jours ; les autres, après la cessation des phénomènes cholériques , éprouvent une gastrite ou une gastro-entérite consécutive , mais qui ne tend point à passer à l'état typhoïde , et qui cède facilement aux boissons rafraîchissantes et à la diète. Cette méthode nous paraît préférable , et nous donnerons les règles de son application.

Ce n'est pas du traitement que je parle dans ce moment, il ne s'agit que de la marche. J'ai voulu faire voir que la marche de cette maladie diffère selon les modificateurs ; que le cholérique abandonné à lui-même n'a pas le même sort que le cholérique traité ; et que le cholérique traité par l'une des trois méthodes dont je viens de parler a des chances différentes. Voilà ce sur quoi j'ai voulu fixer l'attention de mes confrères, sans pénétrer plus avant dans les détails, puisque tout le monde a, comme moi, les yeux ouverts sur la maladie, et que chacun peut les vérifier.

Nécroscopie.

Lorsque les malades succombent à une affection, il est tout naturel de procéder à l'ouverture de leur corps, afin de chercher, sinon la cause première, du moins les causes secondaires de la maladie qui a terminé leurs jours. Voici les résultats de nos nécroscopies, rédigées sous mes yeux, par M. Husson fils, chirurgien sous-aide au Val-de-Grâce, jeune homme d'un zèle infatigable, et l'un des élèves les plus distingués de notre école.

Observations sur les lésions cadavériques trouvées dans quarante autopsies de cholériques ; faites depuis le 1er jusqu'au 20 avril 1832.

En général, les lésions sont d'autant plus appréciables que les malades ont été moins saignés, que les évacuations ont été moins abondantes, et que le traitement a été plus stimulant. Il m'a semblé que, si la mort arrivait après une très courte

durée de la maladie , traitée ou non, les altérations du canal digestif étaient moins prononcées
que si elle était survenue après trois ou quatre
jours , surtout si les évacuations avaient été peu
copieuses ou promptement suspendues. La chaleur se conserve plus long-temps chez les cholériques que chez les autres sujets.

Habitude extérieure du cadavre. — Si la mort
est arrivée avec rapidité, si l'on n'a pu tirer de
sang, la couleur bleue, violette, est extrêmement
intense ; on dirait que le cadavre a été frotté avec
des mûres. La tête, les épaules , le scrotum , les
mains, sont le siége le plus fréquent de cette coloration. Si la maladie a été moins rapide, si elle
a pu être traitée rationnellement , on n'observe
pas cette couleur ; à peine se rencontre-t-elle dans
quelques points déclives. Dans la plupart des cas,
les yeux sont enfoncés dans l'orbite , quelquefois
éloignés des paupières , diminués de volume. La
sclérotique porte des ecchymoses rouges ou noires,
placées ordinairement à sa partie interne, externe ou
inférieure. Les paupières sont à demi-ouvertes, et
l'œil regarde en haut. L'amaigrissement n'est guère
marqué qu'à la face et aux mains.

La raideur cadavérique est très considérable;
les muscles sont dessinés avec une netteté extraordinaire. Les doigts sont en général fermés avec
force, et les jambes fortement étendues.

Tête. — Si la mort est survenue rapidement, les méninges sont très injectées, gorgées d'un sang noir et épais; le cerveau n'est pas le siége d'une congestion aussi forte, et le plus souvent il contient un peu de sérosité dans ses ventricules; il est plutôt ferme que mou. Je n'ai vu d'inflammation dans aucun endroit de l'arachnoïde extérieure ni intérieure, malgré la forte injection, et même quelquefois un suintement sanguin (j'entends ici par inflammation, des fausses membranes, des adhérences récentes, du pus, du boursouflement, etc.). Plusieurs fois le tissu cellulaire sous-arachnoïdien a été trouvé infiltré d'une sérosité qui était rosée dans un ou deux cas. Si la maladie a duré plus long-temps, on observe le contraire, c'est-à-dire que les méninges sont moins injectées, et que le cerveau l'est davantage; en même temps il est plus sec. Souvent aussi la substance grise a une couleur bien plus foncée que d'ordinaire.

La moelle n'a pas présenté d'altération appréciable dans sa structure intime; ses enveloppes étaient plus ou moins gorgées de sang. En général, le liquide céphalo-spinal semblait augmenté de quantité; une fois même j'ai rencontré en même temps que ce liquide, de l'air, dont la quantité pouvait équivaloir à quatre ou cinq centilitres, et qui ressemblait, sous l'arachnoïde, à la bulle d'air d'un niveau d'eau.

Poitrine. — Les poumons sont vides d'air ; ils ont perdu beaucoup de leur volume , sans pourtant être aplatis , et présentent en arrière une couleur violette assez foncée. Lorsqu'on les incise, on les trouve sains dans leur tissu , fermes , peu crépitans, très denses ; ils sont plus aérés , si d'anciennes adhérences les maintiennent fixés aux parois de la poitrine. Dans tous les cas, leurs vaisseaux sanguins, artériels et veineux, sont gorgés d'un sang noir et visqueux ressemblant à de la gelée de groseilles. Lorsqu'on presse fortement le parenchyme , l'air sortant avec le sang le fait paraître spumeux , mais toujours d'un rouge noir. Dans deux cas , j'ai rencontré des pneumonies partielles au premier degré. Deux ou trois fois on a distingué dans des poumons , sains du reste, des points d'anciennes phlegmasies , mais jamais de tubercules. Jamais de pleurite récente ne s'est montrée.

Cœur. — Jamais de péricardite. Le cœur, souvent gonflé de sang, flasque à droite, très dur à gauche, violet, présente une plénitude remarquable de ses veines ; cinq ou six fois au moins on a observé des taches rouges , violettes , ecchymosées , de grandeur variable, répandues tout le long du bord gauche du cœur et sur l'oreillette du même côté. Le tissu du cœur ne m'a jamais semblé ramolli, et sa membrane interne a toujours été trouvée saine. La nature du sang contenu dans les cavités du cœur varie suivant le côté dans lequel on l'observe. Il est toujours noir, visqueux, mais liquide dans le ventricule gauche (il est tellement fluide, qu'il s'écoule dans l'aorte et l'oreillette, si on élève la pointe du cœur, ce qui ferait croire à son absence dans le ventricule ; mais on peut éviter toute erreur en incisant en place, ou en pressant avec les doigts la naissance de l'aorte, en même temps qu'on attire le cœur). Dans le ventricule droit, on rencontre des caillots de sang noir, quelquefois des caillots gélatineux ; la quantité est moindre à droite qu'à gauche. Une fois le sang du ventricule *droit* a été *rouge* et *écumeux*, celui du gauche étant noir comme il l'est d'ordinaire chez les cholériques.

Les artères contiennent du sang liquide et noir. Celui qui distend les veines, qu'il remplit, est mêlé de nombreux caillots noirs peu consistans, et est plus épais que celui des artères. Aucun de ces vaisseaux n'a fait voir d'inflammation à la membrane interne.

Examiné trois ou quatre fois seulement, le pharynx a toujours été violet, sans inflammation très apparente de la muqueuse.

Abdomen. — Le péritoine ne présente aucune trace d'inflammation ; mais, au lieu d'être humide, il est sec ; les intestins sont enduits d'une couche extrêmement mince d'une substance onctueuse, visqueuse, filante, plus visqueuse, plus grasse et moins fluide que la synovie. La couleur des intestins est ordinairement rose à l'extérieur, quelquefois brune, et même tirant sur le *vert bronze* dans les endroits où l'inflammation a été le plus vive, et lorsque la mort est survenue sans que les secours aient été donnés à temps.

L'estomac est tantôt dilaté, tantôt contracté, ce qui est le plus rare et n'arrive qu'après la cessation des évacuations. Si l'estomac est distendu, c'est par un liquide variable en nature, tantôt cholérique, tantôt aqueux, et formé par les boissons ingérées après les premières évacuations, d'autres fois bilieux ; enfin, lorsqu'il est rétracté sur lui-même, il contient un liquide épais, qui ressemble à de la bouillie claire, et composé de sang et de matière bilieuse : ce cas ne s'est rencontré que trois ou quatre fois. Si les vomissemens de liquides comparables à de l'eau de riz ont existé, ou n'ont cessé que depuis peu, au moment de la mort, on trouve sur la membrane interne une couche de matière muqueuse, ordinairement formée de deux parties distinctes, l'une plus superficielle et grise, l'autre plus profonde et d'un blanc jaunâtre, ressemblant un peu à du pus épais. C'est cette matière qui, détachée par petites portions et suspendue dans les liquides, leur donne la couleur laiteuse et l'aspect floconneux. Lorsqu'on a enlevé ce produit de sécrétion morbide de dessus la membrane muqueuse, on trouve celle-ci plus ou moins rouge ; lorsqu'il existe des plis, leur bord libre est extrêmement rouge ; lorsque les vomissemens ont été extrêmement abondans, ou qu'une très grande quantité de boissons aqueuses a lavé l'estomac, on trouve peu de rougeur, mais une couleur rose, avec injection des vaisseaux et de légères arborisations. S'il y avait une maladie antérieure de la muqueuse, ou que le choléra eût duré plusieurs jours, celle-ci était pâle, mince, ramollie, surtout vers le bas-fond. Si, au contraire, l'inflammation n'a pas produit beaucoup de sécrétion, si la quantité des boissons a été modérée, la rougeur est bien plus intense ; elle va même jusqu'au violet très foncé ; on trouve des ecchymoses et des exsudations sanguines locales. On a trouvé de grandes arborisations et des ecchymoses le long des vaisseaux. Chez les individus porteurs d'inflammations chroniques de cette région, la portion pylorique de l'estomac est brune ou noire, avec épaississement et augmentation ou diminution de densité de la muqueuse.

Le duodénum était en général peu enflammé. Cependant, dans plusieurs cas, il a présenté de la rougeur, du ramollissement, du gonflement des follicules ; il m'a semblé que cet état coïncidait ordinairement avec des évacuations bilieuses.. Une fois, dans cette circonstance, la vésicule s'est trouvée ne contenir que très peu de bile jaune et bourbeuse.

Les intestins grêles sont en général d'autant plus enflammés qu'on se rapproche plus de leur extrémité inférieure. De même que l'estomac, ils peuvent contenir le liquide cholérique en abondance, ou une matière plus épaisse et se rapprochant de la matière fécale. — Dans le premier cas, la membrane muqueuse est rose (hortensia) et tapissée d'un enduit mucoso-purulent, floconneux; dans le second, la rougeur est bien plus intense; elle peut passer au violet, et même on y a vu des ecchymoses et des hémorrhagies circonscrites, dont le sang se mêlait avec le liquide qu'il teignait en rouge, ou avec la matière plus épaisse, à peu près comme dans l'estomac. Si la maladie a duré un certain temps, on trouve un ramollissement très marqué, surtout vers la partie inférieure.

Fort souvent, dans le cas de sécheresse du canal, on voit les plaques de Peyer et les follicules isolés, rouges, sans gonflement, ni ramollissement. Dans quelques cas, j'ai trouvé cette disposition dans tout le canal intestinal, une fois entre autres, dans l'estomac, d'une manière tout-à-fait remarquable. Trois ou quatre fois, j'ai trouvé des points de gangrène dans la partie inférieure.

Jamais ils n'ont été étendus plus qu'une pièce de cinq francs, ni moins qu'une de vingt sous. — S'il y avait antérieurement une inflammation chronique, les plaques de Peyer sont gonflées, grises ou rouges, ordinairement molles, et les follicules isolés sont de même ; les ganglions mésentériques sont plus ou moins engorgés, ce qui ne se trouve pas si le sujet était exempt de toute affection antérieure. Dans un assez grand nombre de cadavres, ils étaient très gonflés et tendant à la tuberculisation ; mais sur deux la nature tuberculeuse n'était pas méconnaissable ; quelques uns même contenaient de la matière plâtreuse et pierreuse, sans que les poumons ouverts avec le plus grand scrupule aient montré l'apparence d'aucun tubercule, ni gros, ni petit.

Quelques sujets ont présenté des vers lombrics en plus ou moins grande quantité dans les intestins grêles. On a remarqué qu'alors la rougeur de la membrane interne était toujours assez prononcée, et plus saillante en certaines régions de ces intestins ; on a souvent aussi noté que les plaques de Peyer y étaient plus prononcées.

Le gros intestin peut aussi être humide ou sec, dilaté ou contracté ; ordinairement, à l'extérieur, il est gris ; dans les points les plus enflammés il est rouge ou d'un vert brun. Le liquide contenu varie : tantôt cholérique, tantôt aqueux, et dans les deux cas quelquefois très abondant, teint de sang, et quelquefois à peu près semblable aux matières fécales liquides, très rarement bilieux. De même que l'intestin grêle, le gros intestin peut présenter plusieurs nuances d'inflammation, depuis le rose, le rouge, jusqu'à l'état le plus voisin de la gangrène, en passant par les variétés intermédiaires. J'y ai rencontré plus qu'ailleurs la rougeur circonscrite, les ecchymoses et les hémorrhagies, qui deux ou trois fois étaient générales dans tous les intestins. La gangrène, plus fréquente ici que dans l'intestin grêle, répondait à la coloration brune, rouge, violette de la muqueuse. L'odeur caractéristique de la gangrène était alors très manifeste. Les follicules et les plaques ont offert les mêmes altérations que celles déjà décrites. La membrane muqueuse a été souvent ramollie, quelquefois boursouflée, épaissie et durcie, en même temps que grise ou violette. Le cœcum est presque constamment le siége d'une altération plus forte que le reste du gros intestin. Viennent ensuite, suivant l'ordre de fréquence de lésion, le colon transverse, le colon descendant, le colon ascendant, puis enfin le rectum.

Le foie n'a rien présenté de spécial, si ce n'est une assez grande quantité de sang noir dans ses vaisseaux. La vésiculé est toujours gonflée par une bile très comparable à du goudron fondu ;

une fois seulement elle était presque vide (il y avait eu des déjections bilieuses). Jamais je n'ai trouvé de rougeur à la membrane interne de la vésicule.

La rate, plutôt petite que grosse, n'offre rien de remarquable ni de particulier, si ce n'est qu'elle semble, de tous les organes, être celui qui est le moins gorgé de sang.

Le pancréas semble dans l'état normal.

Les reins sont ordinairement injectés de sang noir, plus colorés que de coutume. Une seule fois, sur une quinzaine d'observations, j'ai remarqué qu'un mamelon était plus gros, plus mou, très violet; les uretères, lorsque la sécrétion urinaire est suspendue, contiennent un peu de mucus jaunâtre et très épais. Le plus souvent la vessie a été trouvée contractée et ramassée contre le pubis, sans trace évidente d'inflammation, si ce n'est une rougeur violacée et variable. Trois fois elle a été rencontrée distendue par de l'urine. C'était chez des sujets morts dans un état de stupeur pendant la gastro-entérite intense qui succède au choléra, lorsqu'il n'a pas été entravé dans sa marche et que la diarrhée a cessé.

Ayant examiné douze ou quinze fois le plexus soléaire, et ne l'ayant trouvé que deux fois un peu injecté, et une seule fois un peu ramolli, sans que ces lésions se rapportassent à des symptômes spéciaux, j'ai cessé cette recherche qui, continuée par d'autres, n'a pas donné des résultats différens.

Le tissu cellulaire, en général moins humide, n'est cependant pas toujours sec.

Les muscles sont rouges ou pâles ; mais, dans la grande majorité des cas, ils sont d'un violet foncé, et toujours très fermes.

L. HUSSON.

21 avril 1832.

Depuis la date de ce rapport, plusieurs autres nécroscopies ont été faites, et les résultats se sont trouvés constamment les mêmes.

Maintenant, si nous voulons profiter de ce rapport, dont tous nos jeunes gens peuvent attester la véracité, puisqu'ils ont rencontré les mêmes altérations dans les cadavres des cholériques qui ont succombé dans les services de mes collaborateurs au même hôpital; si, dis-je, l'on veut profiter de ces observations pour mettre les symptômes en rapport avec les altérations cadavériques, on obtiendra les résultats suivans.

Les malades qui ont eu d'abondantes évacuations, ce qui arrive toujours quand ils ne sont pas traités, ceux qui vomissent et ont des selles avec une abondance effrayante, jusqu'à ce que la force leur manque et qu'ils tombent dans l'anéantissement, ces malades présentent bien, comme on l'a vu, la rougeur de la membrane muqueuse des intestins, mais moins prononcée; cette teinte existe toujours depuis le commencement jusqu'à la fin du canal. On trouve alors dans l'intérieur du canal digestif une immense quantité du liquide rendu par les selles et les vomissemens; il y a effectivement analogie complète entre ce liquide et le produit des vomissemens et des selles, bien entendu après la sortie des matières fécales et de la bile. Je le répète, chez les individus où la sécrétion cholérique n'a pas été réprimée par les efforts de l'art, on trouve les intestins inondés de cette matière. Nous en fûmes surpris dans les premières autopsies faites en général sur des individus morts sans traitement, parce qu'on n'était pas encore en garde contre cette maladie, et qu'on ne se doutait pas de la malignité de certaines diarrhées, de certaines perturbations du système gastrique et de quelques autres accidens assez légers : les malades nous arrivaient alors à l'extrémité, et mouraient avant d'avoir pu être traités.

Si la vessie était rétractée, vide, ramassée sous le pubis, c'est parce que l'abondance des sécrétions avait dû nécessairement tarir la source de l'urine; du reste, elle n'était pas enflammée; mais lorsque les évacuations avaient cessé depuis quelque temps et que le malade avait succombé dans un état comateux, la vessie était remplie d'urine, ce qui explique et le retour de la sécrétion urinaire et l'accumulation de son produit.

Les sujets qui avaient été modifiés par le traitement de manière à ce que leur maladie fût prolongée sans succès, offraient des lésions un peu différentes, surtout dans le tube digestif : d'ordinaire, quand on traite le malade, quelle que soit la méthode que l'on suive, les évacuations cessent plus ou moins complètement. Si le malade est bien traité, cette cessation est suivie de la guérison ; s il est traité d'une manière moins avantageuse, tantôt il guérit, tantôt il meurt. Lorsqu'il ne guérit pas, on trouve les phlegmasies plus prononcées ; ce rouge, qui était un peu pâle, qui ressemblait en quelque sorte à la rougeur de la fleur hortensia, est alors plus vif, ou écarlate, ou noir ; il y a même des portions dans le canal digestif où l'inflammation, la mort, la nécrose ou la gangrène semblent avoir pénétré toute l'épaisseur des intestins, particulièrement dans les endroits où la maladie a commencé. Ainsi, quand elle a débuté par la région gastrique, on trouve différens désordres dans l'estomac, et sa muqueuse presque noire ; quand elle a débuté par le gros intestin, nous avons trouvé cette membrane extrèmement épaissie, noire, et une fois même le colon presque à moitié gangréné : quelques autres personnes ont également fait cette observation.

Il résulte encore de ces autopsies que, lorsque l'inflammation se prolonge plusieurs jours après que les évacuations ont beaucoup perdu de leur abondance, ou n'ont plus eu lieu, la matière contenue dans le canal digestif est moins fluide, moins blanche, plus opaque ; qu'elle est collée sur les membranes muqueuses, et se rapproche un peu de l'état des fausses membranes. Les intestins sont moins humides aussi, selon mes remarques ; leurs tuniques plus difficiles à séparer les unes des autres ; les follicules muqueux plus prononcés, surtout chez les sujets affectés de l'iléo-colite.

N'oublions pas que la muqueuse de l'iléum est ulcérée, même avec tuméfaction des ganglions mésentériques qui lui correspondent, comme cela a lieu dans les gastro-entérites ordinaires, lorsque le choléra a frappé sur des sujets qui vivaient avec une irritation chronique des intestins.

Le cerveau a été trouvé en général injecté, mais moins sanguin dans sa substance que dans ses membranes ; si les malades avaient perdu du sang par les saignées, il était plus humide, moins sablé, présentant moins de gouttes de sang quand on coupait sa substance ; mais, s'ils n'avaient pu être assez saignés, le sang avait pénétré plus abondamment la substance blanche. Les ventricules, dans le premier cas, étaient plus aqueux, quelquefois même assez abondamment pourvus de matières séreuses ; mais, dans le dernier, ils étaient toujours moins humides. Au surplus, dans aucun cas nous n'avons trouvé d'inflammation dans la membrane séreuse de ces ventricules.

Nous n'avons pas remarqué d'arachnoïdite proprement dite. Nous avons vu des injections de sang et des épaississemens de la pie-mère, mais pas de phlegmasie prononcée de la membrane séreuse, ainsi qu'il résulte des notes de M. Husson fils. Les sujets chez qui les symptômes cérébraux avaient prédominé nous ont offert le cerveau plus aqueux et contenant plus de sérosité. Les accidens cérébraux ne peuvent donc être attribués à l'inflammation des méninges ; ils sont la suite d'une congestion provoquée par la gastro-entérite du choléra.

Quant au cœur, nous avons trouvé son parenchyme, chez les premiers sujets, arrivés sans pouls et sans chaleur et non saignés, fort engorgé d'un sang épais et noir qu'il laissait suinter à la coupe ; ces cœurs étaient aussi très consistans, mais sans inflammation. Ces faits nous prouvent que la faiblesse de la circulation dépend de l'engorgement des parois du cœur, née sous l'influence de la phlegmasie gastro-intestinale, et non d'une débilité primitive qui fournisse l'indication des excitans avant l'emploi des saignées. Point de phlegmasie dans la membrane interne des gros vaisseaux.

Les muscles n'ont offert rien de particulier, pas plus que les poumons, où nous n'avons remarqué que du sang noirâtre. Nous avons vu une seule fois le péritoine un peu emflammé. Il avait été fait sur ce sujet une opération aux parois, qui pouvait avoir communiqué l'inflammation à cette membrane.

Voilà ce qui me paraît essentiel dans la nécroscopie de cette maladie. Il faut surtout tenir compte des maladies antécédentes.

Nature appréciable de la maladie.

Que conclure de tout ce qu'on vient de lire? Ma conclusion à moi, c'est que le choléra est une maladie éminemment inflammatoire. L'inflammation qui la constitue attaque toute l'étendue de la surface interne du canal digestif, depuis la gorge, où se manifestent de la chaleur, de la constriction, avec gonflement du tissu cellulaire et des ganglions, jusqu'à l'anus. Cette inflammation est intense, fort rouge, comme l'inflammation ordinaire, lorsque la maladie a duré quelque temps, que les évacuations ont cessé, ou qu'elles étaient moins vives avant la mort. Elle est encore, dans ce cas, telle qu'on la trouve chez les individus morts par une gastro-entérite ordinaire ; mais elle est toujours générale, de sorte qu'aucun point du canal n'en est exempt. J'insiste sur ce fait qui se trouve en opposition directe avec beaucoup de rapports faits sur le choléra-morbus.

Plusieurs personnes soutiennent qu'il n'y a pas d'inflammation dans le canal digestif; elles s'appuient sur les cas, si bien distingués par M. Husson, où les malades ont succombé dans l'abondance des évacuations, et chez qui la phlegmasie n'est pas d'un rouge écarlate ; cependant elle existe toujours; l'abondance de la sécrétion explique pourquoi elle a perdu quelquefois de la vivacité de sa rougeur. On sait que les sécrétions abondantes entraînent beaucoup de molécules sanguines et font une sorte de lavage des tissus enflammés ; mais l'irritation persiste souvent, malgré ce lavage. Dans le choléra, elle persiste toujours. D'ailleurs, l'extérieur du canal digestif montre constamment les vaisseaux mésentériques extrèmement injectés. Ainsi, nul doute que dans cette maladie il n'y ait une congestion sanguine de l'abdomen, extrèmement rapide, intense, et que ce ne soit là l'élément anatomique principal.

Toutefois, qu'on se garde bien de conclure de là que je ne considère cette maladie que sous le rapport de l'inflammation. Je fais abstraction de la cause inconnue ou présumée du choléra ; je ne parle que de ses effets. Je compare le choléra à la petite-vérole, dont nous ne connaissons pas

davantage la cause première, et à l'égard de laquelle nous sommes réduits absolument aux
mêmes ressources que pour le choléra, c'est-à-
dire que nous ne pouvous que combattre l'inflammation, et nullement neutraliser la cause de son
extrême intensité.

Ainsi, je me résume. Le choléra est pour nous
une inflammation générale de la membrane interne
du canal disgestif, dont la cause première nous est
inconnue, tandis que nous en connaissons et que
nous pouvons en apprécier les causes prédisposantes et déterminantes ; ce qui est fort avantageux,
puisque, si nous ne pouvons pas toujours éviter la
cause première, il nous est donné du moins, le
plus souvent, d'écarter les secondaires. C'est déjà
une chose fort importante, et qui nous promet de
grands succès.

Il s'agit maintenant de voir si l'on pourrait trouver une explication satisfaisante pour la production
des phénomènes du choléra.

Partant de faits anologues que j'avais observés
à différentes époques et dans des pays différens,
j'ai attribué le défaut de pouls (*asphyxie*) et la coloration brune de la peau et des membranes muqueuses apparentes (*cyanose*) à l'inflammation *générale* de la membrane muqueuse du canal digestif.
En effet, j'ai consigné dans l'*Histoire des phlegmasies*
plusieurs observations de ce genre: la plus frappante

est celle d'un jeune chirurgien nommé Beau, tom. 2, pag. 448, 4ᵉ édit. Il vomissait, il était torturé par les coliques; il devint froid, brun et presque livide; il s'agitait et se découvrait à la manière des cholériques; ses yeux ressemblaient aux leurs, et il était d'autant plus tourmenté que nous lui donnions plus de stimulans; il ne pouvait parler qu'à voix basse, éteinte, et il souffrit plusieurs heures avant d'expirer, sans pouvoir faire entendre un seul mot. A l'ouverture, le canal digestif fut trouvé contracté et rouge, sans un atôme de matière fécale ni d'ingesta, phénomène qui se vérifie aussi chez les cholériques du plus haut degré, qui ne peuvent plus exercer la déglutition et repoussent tout avec un geste d'aversion, lorsqu'ils approchent du dernier moment.

D'autres faits analogues et assez nombreux pour graver à jamais dans mon souvenir ce formidable groupe de symptômes, avec la nécroscopie qui lui correspond, me forcèrent d'admettre une nuance de gastro-entérite que je distinguai des autres, parce qu'elle n'épargne aucun point du canal digestif et qu'elle se manifeste à l'extérieur, non seulement par les vomissemens ou l'impossibilité de l'ingestion, mais aussi par la rougeur foncée de la peau et des ouvertures des muqueuses, rougeur qui passe au brun, et qui peut même aller jusqu'au noir. J'ai toujours répété que le pouls y était petit, la peau froide et comme collée sur les muscles, les yeux enfoncés, rouges et secs, et les forces musculaires anéanties. J'ai même écrit que j'y avais observé la cyanose complète, et qu'elle s'était prolongée pendant plusieurs mois, à Udine, dans le Frioul. Tous les médecins qui ont suivi mes cours attesteront que je leur ai constamment décrit cette gastro-entérite générale, et que je leur ai dit qu'elle pouvait être aiguë, mais qu'elle était plus souvent chronique.

Ayant remarqué que, dans cette affection, le pouls se développait par les adoucissans et les saignées, tandis qu'il se rétrécissait sous l'influence des stimulans, j'en avais tiré l'induction que l'espèce d'irritation et de douleur qui accompagne cette phlogose universelle de la villo-muqueuse du tube digestif, avait pour effet constant l'affaiblissement de l'action du cœur.

Plus tard, je rapprochai cet affaiblissement de celui qui résulte des coliques excessivement douloureuses, des péritonites du plus haut degré, des étranglemens et pincemens des intestins grêles dans les hernies, des angoissantes douleurs qui suivent les contusions profondes des intestins, lorsqu'ils ont été brisés, broyés par le choc ou la brusque compression d'un corps volumineux et dur; ce qui est toujours suivi d'une mort très prompte. J'en conclus que l'affaiblissement et même le ralentissement des contractions du cœur se rattachaient comme résultat inévitable, non seulement aux phlegmasies très étendues du tube digestif et à l'espèce de douleur oppressive, mais souvent confuse, qui en résulte, mais encore à toutes les grandes douleurs de l'abdomen.

Partant de ces faits, qui sont incontestables, **et** des nécroscopies des cholériques, je me suis dit : La cause première du choléra m'échappe, mais je vois ses effets comme je vois ceux de la cause première de la variole, que je ne connais pas davantage.

Explication des symptômes.

Lésions visibles appréciables du tube digestif pendant la vie. — J'observe qu'il se forme peu à peu une congestion de sang dans tout le tube digestif, pendant que les malades sont dans ce qu'on appelle les prodrômes (diarrhée , embarras du ventre , nausées, etc.) qui peuvent durer plusieurs jours ; que, lorsque cette congestion est devenue considérable, il s'y opère une sécrétion abondante de matières muqueuses , ou mucoso-séreuses , et modifiée de manière à présenter une partie des caractères du pus ; que le tube digestif est forcé de se contracter pour expulser cette matière qui le surcharge ; qu'il se contracte d'abord sans douleur chez ceux où la sensibilité n'était point exaltée d'avance, mais qu'il devient de plus en plus douloureux à mesure que ses contractions se répètent dans les directions pérystaltiques et antipérystaltiques.

Lésions vitales appréciables des autres appareils, secondaires à celles du tube digestif. — **Première série.**—Aussitôt que la congestion de l'abdomen commence à se former, l'appareil musculaire locomoteur devient douloureux et torpide. Ensuite, dès que les douleurs et les évacuations du tube digestif sont prononcées, cet appareil se convulse (crampes), et cela d'autant plus que les douleurs de ventre sont plus intenses, et les évacuations plus copieuses.

Deuxième série. — En même temps que la congestion du tube digestif se forme et s'accroît (a), la tête s'engorge; si le tube est plus malade dans la région supérieure que dans l'inférieure (céphalalgie, pesanteur de tête, répugnance à la pensée et à la locomotion); (b) les lombes, les membres inférieurs s'appesantissent, s'endolorissent, se paralysent, si le même tube est plus affecté dans les intestins que dans la région gastro-duodénale.

Troisième série. — En même temps que le tube digestif s'engorge, s'endolorit, se convulse, le cœur éprouve des changemens analogues à ceux des autres muscles; (a) influencé dans un mode peu différent de celui des gastro-entérites ordinaires, il accélère ses battemens; il y a fièvre (choléra chaud de quelques médecins d'Allemagne); (*l*) influencé dans un mode particulier au choléra, c'est-à-dire par une gastro-entérite *sécrétoire générale*, il ralentit ses pulsations, il les perd même, et la circulation est interrompue.

Quatrième série. — Les évacuations copieuses du tube digestif tarissent la source de toutes les sécrétions, surtout des plus importantes, celle de la transpiration et de l'urine; résorption des liquides déposés dans les tissus aréolaires séreux, graisseux, huileux; décomposition prédominant sur la composition; tendante au marasme.

Lésions vitales résultant du ralentissement et de la cessation de l'action du cœur. — Le ralentissement de la circulation du sang ne produit pas, comme on pourrait le croire, celui de toutes les sécrétions, puisque, malgré la faiblesse de l'impulsion du sang, il y a une sécrétion très copieuse dans le canal digestif : ce qu'il produit de plus appréciable, c'est d'abord le sentiment de faiblesse, d'inertie; le découragement, le refroidissement de toute la périphérie du corps, la stagnation du sang dans l'appareil veineux, et enfin, la cyanose. On peut dire hardiment ici que la masse du sang ne passant plus par le poumon, ne vient plus s'y imprégner d'oxigène, et reste veineux. Maintenant. on peut gloser beaucoup sur les fâcheuses conséquences qui doivent résulter de la stagnation prolongée d'un sang non oxigéné au milieu des tissus vivans ; j'abandonne cette thèse aux physiciens et aux chimistes. Je me contenterai de dire qu'un pareil sang doit produire la torpeur générale, éteindre toute irratibilité, toute chaleur organique , et tuer les malades par la destruction de l'innervation.

On voit que la cyanose n'est pas l'effet d'une lésion de l'appareil respiratoire. Les mouvemens inspirateurs du thorax ne sont point en défaut ; mais quoi ! l'air ne peut agir que sur le peu de sang qui se trouve dans les capillaires des vaisseaux pulmonaires ; car celui de leurs branches et de leurs troncs ne participe point à l'oxigénation qui se fait dans les vésicules aériennes ; le sang des autres organes reste donc inoxigéné , et bientôt celui qui aidait l'action du cerveau et du rachis ne pouvant plus entretenir l'innervation , les mouvemens dilatateurs du thorax cessent eux-mêmes , et toute la masse du sang reste sans oxigène et carbonisée.

On sent assez que des phénomènes morbides vitaux doivent se rattacher aux phénomènes physiques de la cyanose et du défaut de chaleur. Or, ces phénomènes vitaux ne peuvent être, à notre estime, autre chose que cette oppression, cette angoisse, jointes au besoin d'air dont tous les cholériques cyaniques se plaignent en s'agitant autant que leur faiblesse le leur permet, et suppliant qu'on leur ouvre portes et croisées, qu'on les ventile et qu'on leur procure de l'air frais à tout prix.

Dans tout ce que je viens d'exposer, il y aura, je le gagerais, un point encore de contesté. On niera que le ralentissement de l'action du cœur soit l'effet de l'inflammation de la membrane muqueuse du tube digestif. On affectera même la moquerie en demandant gracieusement comment j'entends que l'inflammation, qui est connue pour accélérer les pulsations du cœur, puisse les ralentir dans cette maladie; et, de la prétendue impossibilité d'une réponse satisfaisante de ma part, on conclura ou que ce n'est pas l'inflammation gastro-intestinale qui arrête le cœur, mais bien un poison interne, ou que, si cette inflammation produit un effet aussi opposé à ceux de toutes les autres, elle est d'une nature spéciale et spécifique.

J'ai répondu d'avance à cette objection en exposant les motifs de mon opinion puisés dans d'autres irritations de l'abdomen, comparées à celle du choléra. N'importe, on ne me tiendra point compte de cette précaution et de l'avis que je donne ici même. Il y a plus : on sera fort aise d'avoir trouvé dans ce travail l'idée de faire cette objection, malgré le mépris dont elle est digne, et on ne manquera pas de la répéter.

Sans m'enquérir des raisons premières des faits,

je les constate, je les rapproche ; cela me suffit. Je dirai donc que j'ignore pourquoi les irritations considérables, les phlegmasies fort étendues et les douleurs profondes de l'abdomen paralysent le cœur; mais je répéterai que ce fait existe. J'ajouterai qu'il est physiquement prouvé par le retour de l'action du cœur sous l'influence des moyens qui calment les inflammations et diminuent les souffrances perçues dans le canal digestif, et par la reproduction de la paralysie du même organe sous l'influence des modificateurs d'une action et d'un effet opposés. C'est tout ce qu'il me faut pour établir les bases de la meilleure méthode de traitement, et je m'en contenterai sans me soucier des objections ni même des sarcasmes qu'on me prépare. Ceux qui ont soutenu qu'il valait mieux laisser le peuple périr dans l'ignorance du danger qui le menace que de le sauver en lui causant quelques alarmes, doivent être organisés cérébralement de manière à ne reculer devant aucune espèce de sophisme.

Pronostic.

Le pronostic doit se tirer, premièrement, *des antécédens*, c'est-à-dire, de la santé antérieure du malade. Les sujets bien portans affectés du choléra sont faciles à guérir, si la maladie est prise de bonne heure.

De l'âge. Les jeunes sujets sont plus faciles à guérir que les autres.

Des sexes. Nous n'avons pas pu établir de comparaisons bien positives, bien satisfaisantes à cet égard.

De l'état du moral. Nous avons des données nombreuses sur ce point; elles sont d'accord avec celles obtenues par tous les observateurs qui nous ont précédé dans l'étude du choléra. Il est certain que les personnes extrêmement pusillanimes contractent facilement le choléra, et n'en guérissent que difficilement. En un mot, les personnes prédisposées, c'est-à-dire qui ont une mauvaise constitution, qui vivent avec un point d'irritation dans le canal digestif, et qui sont pusillanimes, offrent peu d'espoir, quand elles sont attaquées du choléra.

Ceux qui étaient porteurs de gastrites chroniques peuvent être guéris à la même condition; mais il y a plus de difficultés à vaincre. Les buveurs d'eau-de-vie sont ceux qui offrent le moins de chances favorables. Il en est ainsi des personnes qui sont affectées du cœur, et de celles surtout chez qui cet organe est ramolli ou inégal de volume dans ses diverses cavités. La promptitude de la médication, ou mieux encore le prompt traitement des prodromes, est la principale condition de succès pour tous les prédisposés.

Le pronostic doit se tirer, secondement, *de la*

nature des débuts. Les débuts par la partie inférieure, ou par une petite diarrhée bénigne, sont
les moins désavantageux; on a le temps d'agir : on
connaît à Paris plusieurs moyens pour les combattre, et l'on réussit sur un grand nombre de sujets à les arrêter. C'est à ce début que l'on donne
le nom de *cholérine;* si on ne l'arrête pas, cette
cholérine devient le choléra, comme je l'ai dit. Ce
nom de cholérine est une petite fiche de consola-
tion pour le public : pour ne pas dire au malade,
dans la crainte de l'effrayer, Vous avez le choléra,
on lui dit : Ce n'est rien, vous avez la cholérine ;
vous avez une petite diarrhée ; mais vous n'avez
pas le choléra. Nous avons dit plus haut ce qu'il
faut penser de ce langage : il faudrait observer
attentivement les malades et tenir compte des
autres symptômes pour décider si ceux qui sont
affectés de ces petites diarrhées bénignes ne sont
pas des victimes dévouées au choléra, quand ils
ne reçoivent pas des secours à propos.

Le pronostic des débuts par la partie moyenne
est à peu près le même. Quoique les malades aient
eu pendant long-temps des borborygmes, il est encore possible d'arrêter la maladie. En général, je
pense qu'un médecin instruit et bon interprète de
la nature pourra presque toujours arrêter le choléra, s'il l'attaque dans ses prodromes; mais il faut
aussi noter que plus ces prodromes ont duré long-

temps et plus ils ont été négligés par les malades et bravés ou exaspérés par leur intempérance, plus le choléra , lorsqu'il se déclare , est terrible et rapide dans sa marche destructive. De tels prédisposés ont été, à ma connaissance, enlevés en deux ou trois heures.

Passons au pronostic de la maladie déclarée.

Lorsque les symptômes d'irritation prédominent dans la partie supérieure , soit primitivement, soit parce que la diarrhée a cessé, la maladie n'est pas toujours difficile à guérir ; je ne crains pas de l'avancer. Mais il faut une médecine active et qui s'oppose à la propagation du mal dans toute l'étendue du tube digestif.

Lorsqu'au contraire le sujet a beaucoup de diarrhée et de crampes, car les crampes marchent d'ordinaire avec la diarrhée, la maladie est très grave. La simultanéité de la diarrhée et des crampes n'est pas surprenante; cela tient à ce que l'irritation des intestins se communique à la moelle épinière et produit des convulsions. La maladie est très grave chez les personnes qui ont beaucoup d'anxiété, d'irritation et de malaise dans l'étendue du ventre. Mais si les évacuations ont cessé, que le pouls soit relevé, qu'il ne reste que l'anxiété, il y a beaucoup d'espoir. Nous avons obtenu des succès complets chez des sujets qui ont eu des vomissemens opiniâtres pendant six jours.

Nous n'en avons pas de semblables à citer chez les personnes tourmentées par des douleurs de ventre, par des crampes, qui se sont fort agitées dan s leur lit, qui ont montré des impatiences, qui ont accusé un sentiment douloureux, ingrat de l'abdomen, avec des évacuations opiniâtrément copieuses.

Tous les médecins s'accordent en ce point que la maladie est le plus souvent incurable, lorsque les sujets sont parvenus à l'asphyxie, à la cyanose, et sont entièrement refroidis. Assurément, on ne peut nier l'éminent et pressant danger de cet état déplorable ; mais il faut convenir aussi que la plupart des personnes de l'art n'ont traité ces malheureux que par les excitans, sous prétexte qu'il s'agissait d'un choléra froid et adynamique, d'un choléra qui n'avait pas encore eu le temps de provoquer une réaction inflammatoire, en un mot, d'un choléra qui n'avait rien de commun avec la gastro-entérite. Or, un semblable traitement ne laisse aucune chance de succès, d'après nos observations particulières. Nous n'avons pas été assez hardi pour en faire l'essai, comme nous le dirons ; mais on nous a souvent consulté en ville pour des asphyxiques qu'on essayait de réchauffer par des stimulans internes et externes, et nous n'en avons vu revenir aucun, tandis que nous avons eu le bonheur d'en rappeler un assez grand nombre à la vie, dans l'hôpital du Val-de-

Grâce, en nous bornant au traitement rafraîchissant dont nous donnerons bientôt les détails.

Nous ne croyons donc pas que l'état asphyxique et le cyanique soient des présages certains d'une mort prochaine, par eux-mêmes ; mais nous pensons qu'ils le sont inévitablement pour les malades que l'on s'acharne à réchauffer par les ingestions chaudes, et par les préparations aromatiques, alcoolisées et incendiaires, à l'excès.

La congestion cérébrale proprement dite ne se manifeste guère que par les progrès de la maladie, ou lorsque l'irritation gastro-intestinale est avec réaction sanguine. Mais les sujets peuvent être dans un état d'affaissement qui les fasse croire affectés de cette congestion, pendant que l'irritation règne avec force dans l'estomac et dans les intestins ; mais parlez-leur, excitez-les, ils vous répondront fort juste : alors, si vous avez commis quelques indiscrétions par paroles ou signes auprès d'eux, vous vous en repentirez, en reconnaissant qu'ils jouissent encore de toutes leurs facultés. Mais lorsque les malades perdent l'activité intellectuelle, quoique les symptômes d'irritation de l'abdomen aient beaucoup diminué, et au moment où vous vous flattiez de les voir guérir, et lorsque vous voyiez se transformer la cyanose de la face en rougeur vive avec délire, convulsions, assoupissement, il y a congestion cérébrale, qui peut devenir grave si l'on ne parvient pas à en arrêter sur-le-champ les progrès.

Lorsque l'on a réussi à rappeler le malade de l'état d'asphyxie, de torpeur et de cyanose, il survient constamment un changement bien digne de remarque; il n'y a plus de vomissemens, de selles, de crampes; la maladie est vraiment changée de nature, c'est une gastro-entérite presque semblable à celles que nous traitons tous les jours, et qui n'est pas nécessairement de longue durée.

Mais ici distinguons. J'ai dit qu'il fallait toujours avoir égard aux modificateurs pour tracer la marche de la maladie; cela s'applique au pronostic du cas actuel : lorsque le malade a été rappelé de l'état de torpeur, d'asphyxie, de cyanose, par les stimulans vigoureux déposés dans les voies digestives, cette gastro-entérite est grave; elle se convertit en typhus. Déjà même on nous a dit à Paris que le typhus règne en même temps que le choléra-morbus. On répète ainsi ce qui a été dit en Allemagne, en Pologne, en Russie et dans le Levant. Mais si l'on veut bien apprécier ces typhus ou fièvres thyphoïdes consécutives au choléra dont on a réprimé les symptômes les plus fâcheux, on verra que ces prétendues fièvres sont subordonnées au traitement. Elles ne se rencontrent pas, par exemple, dans les salles du Val-de-Grâce; il n'y a que des gastro-entérites légères qui se dissipent au bout de trois ou quatre jours, et après lesquelles le malade demande à manger : c'est

ce que l'on peut obtenir de meilleur dans le traitement des choléras d'un haut degré d'intensité.
Mais, dans les hôpitaux où les malades ont été rappelés de la stupeur par le punch, l'eau-de-vie, ou
les autres stimulans internes, un grand nombre
succombe après avoir perdu le titre de cholériques.
On déclare qu'ils sont guéris du choléra. Le médecin met sur son bulletin : *Tant de choléras guéris.*
Ces choléras passent dans la salle voisine sous le
titre de fièvres continues, de fièvres typhoïdes; car
quelques uns veulent encore des fièvres essentielles
à Paris. Les malades périssent, il n'en est plus
question, on s'occupe des nouveau-venus. Ce sont
des faits dont il faut tenir grand compte pour apprécier les déclarations que peuvent faire les différens
médecins, et avoir des idées justes sur le pronostic de chaque symptôme et des marches différentes,
encore si peu observées, du choléra-morbus.

Ainsi, relativement au pronostic, cette gastro-
entérite consécutive au choléra n'est pas grave
par elle-même, lorsque le malade a été bien
traité. On est tout au plus quelquefois forcé de
suspendre l'alimentation, lorsque la chaleur se
développe avec activité dans le canal digestif et
qu'il y a menace de congestion cérébrale. Ce cas
est très grave, lorsqu'on a employé des médicamens échauffans; il l'est peu, quand les malades
ont été bien traités.

Il n'en est pas ainsi lorsque les sujets ont été stimulés pendant la violence du choléra et lorsqu'ils le sont encore dans la gastro-entérite qui a coutume de lui succéder. Celle-ci alors devient chronique ; les malades restent pendant quelques semaines encore dans la possibilité d'un retour de vomissement et de diarrhée qui tiennent jusqu'à un certain point de la nature du choléra primitif : après cela, la phlegmasie gastrique ou intestinale peut demeurer particlle, fixée sur un point quelconque du canal, et nous présumons qu'elle peut rendre la vie du sujet fort malheureuse. Nous nous attendons par conséquent à des gastrites et des entérites chroniques consécutives, à des affections squirrheuses, à des hypocondries et à des altérations nombreuses des viscères de l'abdomen chez les ci-devant cholériques dont le punch et les substances aromatiques ont eu l'honneur de la guérison, au préjudice de la glace et des boissons rafraîchissantes.

La faiblesse et l'espèce de paralysie douloureuse des membres, surtout des inférieurs, qui prédominent à leur tour lorsque les symptômes graves ont disparu, réclament aussi une place dans le pronostic. Les malades s'en alarment ordinairement beaucoup, parce qu'elles les poursuivent dans leur convalescence et semblent leur présager un triste avenir. Néanmoins elles n'ont rien de grave : après avoir appesanti les malades et les avoir cloués dans leur lit ou sur un siége pendant quelques jours, elles se dissipent. Les convalescens peuvent marcher, et nous n'avons pas encore remarqué qu'ils conservassent aucune trace de cette espèce de paralysie qui les avait tant effrayés (1).

Tels sont les principaux faits relatifs au pronostic, que j'ai cru devoir consigner ici. Je passe maintenant au traitement, qui est véritablement le terme principal de ma tâche.

(1) Ce qu'il y a de grave dans la convalescence des cholériques, c'est l'irritabilité persistante du canal digestif, qui les expose à des gastrites et des entérites chroniques. Ces symptômes sont peut-être plus rebelles chez ceux qui n'ont éprouvé que la cholérine, que chez ceux qui ont eu un choléra fort intense. Nous ne les avons pas rencontrés chez les malades qui ont été traités avec hardiesse par les antiphlogistiques dès le début, soit de la cholérine, soit du choléra. On observe aussi des aliénations mentales chez les convalescens du choléra, lorsqu'ils ont été nourris et restaurés avec trop de promptitude.

CHAPITRE III.

Traitement.

Pour être plus clair, je vais établir plusieurs distinctions de traitement : 1° traitement ancien, ou traitement de l'ancien choléra-morbus sporadique, qui a été nécessairement appliqué au choléra-morbus épidémique; 2° traitement brownien; 3° traitement mitigé ou éclectique : c'est un traitement *à bascule;* en effet, tantôt on élève et tantôt on abaisse l'action vitale. Ce mot en vaut bien un autre. Je ne prétends pas lui donner une acception ridicule, ni en faire aucune application; 4° enfin, traitement physiologique tel que nous le faisons dans notre pratique.

Tels sont les quatre traitemens que nous avons à expliquer.

Traitement ancien. — On trouve dans tous les classiques les préceptes suivans sur le choléra-morbus sporadique. Il faut, dit-on, donner abondamment aux malades une boisson adoucissante qui favorise le vomissement, afin que la bile sorte par le haut et par le bas. Ensuite, lorsque tout ce qu'il y avait de corps étrangers dans le canal digestif a été évacué, il importe, ajoute-t-on, de calmer l'irritation par les narcotiques, et ensuite de se hâter de recourir aux toniques. Voilà, en substance, le traitement ancien appliqué au choléra-morbus épidémique : il a bien sauvé quelques individus; mais ses résultats n'ont pas été assez notables pour qu'on s'y soit tenu dans la maladie actuelle. D'ailleurs, la médecine humorale de Boërhaave, de Gaubius, etc., du moyen âge et du siècle dernier, est tombée en discrédit. Il y a déjà long-temps que nous avons renoncé à ce traitement dans le choléra sporadique, afin de lui substituer les sangsues et les boissons froides, qui donnent des résultats incomparablement plus avantageux. Mais, en cela, nous n'étions imité que par les médecins de l'école physiologique.

Traitement brownien. — Les autres abandonnèrent aussi l'ancien traitement pour le choléra épidémique; mais ils se jetèrent dans la stimulation. Je veux parler des Anglais, qui ont porté dans les Indes, où le choléra est endémique, le brownisme qui dominait dans leur patrie : ce traitement consiste, ainsi que je l'ai dit, à donner des stimulans. J'ai peu de chose à ajouter ici sur ce point, parce que j'ai déjà indiqué les moyens de la méthode brownienne en parlant de la marche de la maladie. Ce traitement guérit peu de malades; je ne dirai pas qu'il en tue, puisque la maladie bien formée et abandonnée à elle-même ne fait grâce à personne. Je dirai donc seulement que le système brownien guérit moins que les autres systèmes, et qu'à sa suite viennent des maladies typhoïdes ou des gastro-entérites portées jusqu'au degré du typhus, avec des congestions cérébrales en plus grande abondance qu'après les autres traitemens. Je ne me porte pas ici comme accusateur, je cherche seulement à être juge équitable.

Traitement mitigé ou éclectique. — Ce traitement consiste dans les moyens suivans : on cherche d'abord à réchauffer les malades, quand ils sont dans la période d'asphyxie ; ou bien, si nous voulons remonter plus haut, dès qu'existe cette diarrhée qui précède l'état asphyxique et cyanique, on cherche à l'arrêter en donnant de l'eau de riz, du diascordium et de l'opium. Effectivement, quelquefois on la modère, et cela n'empêche pas la maladie d'éclater lorsqu'elle débute avec beaucoup d'intensité.

L'asphyxie et la cyanose étant prononcées, on s'efforce de réchauffer les patiens avant de leur faire perdre du sang, et même on ne les saigne point si on les trouve trop débiles.

Pour ramener la circulation, on attaque l'extérieur et l'intérieur du corps: *l'extérieur* par des bains chauds, les vapeurs chaudes, les étuves, les frictions sèches, les frictions avec les substances aromatiques stimulantes et autres; on applique des briques chaudes, etc., aux extrémités, et on les entoure de flanelle; enfin on stimule continuellement la peau de toutes les manières possibles, dans l'espoir d'y rappeler le sang: l'*intérieur* en même temps, et pour le même objet; ou prescrit des boissons chaudes aromatiques, comme des infusions de menthe, ou des décoctions et des infusions de café. Quelques uns craignent de les donner trop chaudes, d'autres ne le redoutent pas. Ceux qui ne le craignent pas se conduisent comme les browniens; ceux qui le craignent se bornent à une infusion de bourrache ou de camomille: la camomille a obtenu un grand crédit dans cette maladie. On y ajoute quelque chose qui lui communique un peu d'activité. Quelques uns se servent, à cet effet, de l'acétate ammoniacal, quelques autres de l'éther, ceux-ci des substances alcooliques, ceux-là des teintures; on ranime un peu le malade par ces moyens; s'il a des nausées, on y ajoute soit de l'opium dissous dans de l'eau, soit de la teinture vineuse d'opium, ou de l'opium dissous dans l'alcool. On fait aspirer des gaz irritans. Le malade ainsi réchauffé, on se hâte de le saigner, ce que ne font pas les browniens.

Lorsque, par ces moyens, on a obtenu une réaction, car elle ne vient pas toujours, il arrive souvent pour résultat que le malade, après s'être réchauffé pendant quelques heures, se refroidit. On redouble l'emploi des mêmes moyens, il se refroidit encore, et il finit par mourir : je possède plusieurs exemples de ce cas. Les personnes habiles se hâtent de profiter du moment où le malade est réchauffé pour le faire passer dans une autre salle. J'ai vu faire tout cela dans une pension où l'on renvoyait les enfans chez les parens, dès qu'ils étaient réchauffés ; mais ensuite ils retombaient dans tous les symptômes du choléra. Cependant il est possible de réchauffer de cette façon les malades, et il est même possible que la chaleur se maintienne ; quand on a ainsi obtenu une réaction soutenue, on a affaire à une gastro-entérite fort intense, moins cependant que celle que produisent les browniens avec leurs hyperstimulans. Les résultats sont donc un peu meilleurs, je ne dirai pas moins fâcheux, puisque la maladie abandonnée serait plus terrible encore. D'autres praticiens croient devoir ajouter à ces premiers moyens les purgatifs, car tout ceci rentre dans l'éclectisme ; ou bien ils donnent l'ipécacuanha pour *seconder la nature*, qui tend aux vomissemens par des efforts impuissans. A l'aspect de cette immense quantité de liquide albumineux, gélatineux, qui inonde le canal digestif, quelques médecins ont l'idée qu'il faut évacuer cette matière, qu'il faut aider la nature dans cette évacuation ; ils ne songent pas que

7

plus on obtient d'évacuations, plus le besoin de ces évacuations augmente, que cela finit par l'épuisement des forces et l'augmentation du mal; n'importe, ils donnent l'ipécacuanha, un peu de calomel ou d'autres purgatifs. D'autres, comme certains médecins anglais et polonais, combinent ces deux méthodes d'une manière encore plus bizarre; ils croient devoir purger et stimuler en même temps; ils donneront donc alternativement le calomel pour évacuer, et l'eau-de-vie et les stimulans aromatiques et astringens pour resserrer. Les résultats sont encore quelques guérisons; je ne puis pas dire en quelle proportion elles se trouvent avec les décès, on le saura sans doute un jour. Je ne suis ici que rapporteur des faits les plus généraux; je n'entre pas dans les minuties ni dans les détails particuliers.

Voilà à peu près quels sont les moyens qu'emploient ces médecins éclectiques pour sortir leurs malades de la torpeur. Alors, s'ils voient beaucoup de fièvre, ils saignent, soit par la lancette, soit par les ventouses scarifiées, soit par les sangsues appliquées à l'épigastre, ou dans telle région du canal digestif où la maladie leur paraît prédominer. Ensuite, s'ils croient les malades trop affaiblis par la saignée, ils leur donnent de l'éther, un peu d'eau de Seltz; en un mot, ils s'appliquent à faire la médecine des symptômes.

Les résultats sont assurément beaucoup meilleurs que ceux des browniens : je puis dire que c'est là méthode qui prévaut maintenant dans notre capitale, et que c'est à elle que nous devons l'avantage extrêmement remarquable d'une moindre mortalité, si l'on compare la nôtre avec celle des pays de l'Est et du Nord, où la maladie a déjà exercé ses ravages (1). Comme les médecins physiologistes ont désapprouvé cette méthode en refusant de l'adopter, parce qu'ils aspiraient à de meilleurs résultats, les éclectiques cherchent présentement à la justifier par le raisonnement et à la rattacher à des principes positifs. Il est utile d'exposer et d'examiner leurs argumens.

Il y a, suivant eux, deux espèces de choléra, l'un chaud, et l'autre froid. Le *choléra chaud* ressemble, jusqu'à un certain point, à la gastro-entérite ordinaire. Le malade a le pouls développé, la peau chaude et colorée, la langue rouge, chaude et souvent pointue. Il ne ressemble aux cholériques que par les vomissemens qui sont avec douleur, chaleur et rénitence à l'épigastre ; par la diarrhée, qui est accompagnée de douleur et de chaleur avec météorisme dans tout l'abdomen ; enfin, par des douleurs dans les membres, des

(1) Depuis les deux leçons insérées dans le *Moniteur,* elle a cessé de prévaloir : celle des physiologistes l'emporte aujourd'hui.

crampes , et l'agitation ordinaire à toutes les personnes souffrantes. Le *choléra froid* offre un aspect
bien différent : le pouls est faible ou nul , la peau
froide et cyanique , l'épigastre et tout le ventre
affaissés, souvent indolens, les yeux et la face flé-
tris et atrophiés , la langue pâle, large et froide,
la respiration froide , les évacuations copieuses et
sans douleur; en un mot , tout annonce un choléra dans lequel la nature ne déploie aucune réaction.

Ces médecins veulent donc que, dans la première espèce , on adopte la méthode antiphlogistique pleine et entière telle que nous la proposons;
mais que , dans la seconde , on procède de prime
abord par la stimulation , non seulement à l'extérieur, mais aussi à l'intérieur, et qu'on adminis-
tre, selon le symptôme prédominant , tantôt un
ipécacuanha ou un purgatif, si le malade manque de
force pour évacuer la matière cholérique , tantôt
des stimulans, tels que le vin , la serpentaire de
Virginie, les frictions aromatisées , tantôt, enfin ,
l'opium , l'éther et les excitans diffusibles dits
antispasmodiques, lorsque les douleurs, les crampes , l'angoisse et l'agitation paraissent les phénomènes prédominans. Ils soutiennent particulièrement que les infusions chaudes sont parfaitement
appropriées à ce cas, et doivent obtenir la préférence sur la glace et les boissons froides. C'est

encore dans cette forme du choléra qu'ils emploient la chaleur et les linimens rubéfians tout
le long de la colonne vertébrale ; ils vont même
jusqu'à promener un fer chaud sur toute la longueur des apophyses épineuses du rachis ; ils donnent des bains de vapeur chauds , et n'ont point
de repos qu'ils n'aient rappelé le pouls et développé de la chaleur à la peau , sauf à recourir
ensuite aux saignées et aux boissons rafraîchissantes , s'ils observent que cette réaction est trop
considérable ; car alors la maladie a perdu son
caractère primitif et est rentrée dans la première
espèce , ou choléra chaud.

Tels sont leurs argumens. Ceux d'entre eux qui se
rapprochent le plus de nous croient devoir au moins
donner une petite potion antispasmodique à la fleur
d'orange , à l'éther, au laudanum , ou une légère infusion de café avant de saigner les malades
ou de leur appliquer les sangsues ; ils y recourent
également lorsque les pertes de sang menacent les
malades de syncope. Ce n'est qu'à la faveur de ces
stimulans qu'ils croient pouvoir employer la glace
ou l'eau froide. Ils ne se rassurent que lorsque le
pouls et la chaleur sont bien développés : par
conséquent , ils ne savent jamais quels avantages
on peut retirer de la méthode purement rafraîchis-
sante.

Maintenant nous allons exposer la méthode

physiologique, celle que nous adoptons, et nous allons chercher à la justifier. Elle est fondée sur l'observation de l'action ou des effets des modificateurs, c'est-à-dire des moyens actifs que nous opposons à la maladie. Elle est basée aussi sur la nécroscopie et sur le calcul des résultats comparatifs, autant qu'il nous est possible de l'établir. Nous apprécions par les faits toute notion théorique, toute idée préconçue de l'ancienne doctrine, comme de la théorie brownienne. Nous partons des observations pures et simples ; nous observons l'action des modificateurs, nous enregistrons leurs effets, et nous nous conduisons en conséquence.

C'est en procédant ainsi que nous avons trouvé la réponse aux argumens dont se servent les éclectiques pour justifier l'emploi de leurs remèdes contradictoires, que je viens de rapporter à l'instant.

La distinction qu'ils font du choléra en chaud et froid signifie seulement que, parmi les sujets qu'ils trouvent atteints de cette maladie, les uns n'ont pas encore perdu, et les autres ont déjà perdu la circulation. Mais il est incontestable que cette fonction tend à s'anéantir chez les premiers, et à devenir ce qu'ils la voient chez les derniers; s'il en était autrement, les premiers ne seraient point affectés du choléra, mais d'une gastro-entérite ordinaire, ou modifiée par le choléra.

Leurs choléras chauds ne sont donc que des

choléras non encore sortis des prodromes, ou des
choléras débutans ; et s'ils les laissaient marcher,
ils les verraient devenir des choléras confirmés,
c'est-à-dire des choléras froids, à moins toutefois
que l'épidémie ne touchât à sa fin et ne fût arrivée au point où elle rentre dans les gastro-entérites ordinaires, ce qui a été observé dans tous les
lieux où les médecins ont bien suivi et bien noté
ses phases diverses.

Dans cette dernière période des épidémies cholériques, on rencontre aussi des cas où la diarrhée,
le vomissement, les coliques, ne font que paraître
pour peu de temps, et se dissipent sans avoir été
suivis de l'état fébrile.

On peut même dire que ces deux formes de
la maladie (la fébrile soutenue et la non-fébrile,
qui peut se passer de traitement) peuvent se présenter chez certains sujets pendant toute la durée
des épidémies ; car il n'est aucun de nous qui n'ait
observé des gastro-entérites avec état fébrile soutenu, des coliques, des diarrhées et des vomissemens, qui se sont dissipés sans être traités pendant la durée de l'épidémie cholérique de Paris.
Il faut convenir de ce fait, si l'on veut être de
bonne foi : il n'a jamais existé d'épidémies dans
lesquelles on n'ait rencontré la maladie régnante
dans des nuances tellement faibles, qu'on est resté
dans le doute sur son véritable caractère.

Or, il est évident que tous les cas dont je viens de parler ou ne sont pas des choléras, ou sont des choléras incomplets.

Mais que sont des choléras incomplets si on les compare aux choléras complets?... des choléras d'une moindre intensité.

Mais si ces choléras sont les moins intenses, c'est uniquement parce que l'affection du canal digestif est elle-même moins intense. Or, cette affection est une inflammation : on ne saurait en douter, puisque les nécroscopies l'ont prouvé (je fais toujours abstraction de la cause première, inconnue, comme j'en fais abstraction dans la variole, qui présente, aussi bien que le choléra, son inflammation dans différens degrés d'intensité).

Je demande présentement si les inflammations cholériques les moins intenses et les inflammations des voies digestives non cholériques, mais toujours moins intenses que les cholériques, peuvent exiger un traitement antiphlogistique plus actif que les inflammations cholériques les plus complètes ; comme je demanderai si la variole la moins inflammatoire, la discrète , peut réclamer un traitement plus antiphlogistique que la variole la plus inflammatoire, ou la confluente.

Certes, aucun logicien ne peut répondre ici autrement que d'une manière négative.

Les choléras asphyxiques et cyaniques, qui sont

les plus intenses et les plus complets , sont donc ceux où le traitement antiphlogistique doit être le plus énergique.

Voilà ce qu'enseigne la raison.

Mais , diront mes honorables confrères de l'éclectisme, vous raisonnez *à priori*, vous faites de la théorie ; et si l'expérience prouve que les choléras que vous donnez pour incomplets se trouvent mieux du traitement stimulant et fortifiant que du traitement sédatif et débilitant , votre argument croule de lui-même. Or, c'est ce que notre expérience , ajouteront-ils , nous a démontré , et nous nous rendons à son témoignage , sans avoir égard à votre logique.

Eh bien ! puisque l'on nous ramène sur le terrain de l'expérience , nous acceptons le défi , et , recourant à notre tour à la nôtre, nous répondons que nous avons constamment observé que les choléras asphyxiques et cyaniques , qui sont ceux du plus haut degré, sont constamment devenus mortels sous l'influence des stimulans et des prétendus fortifians , qui ne l'étaient point alors ; tandis que les cas de ce genre , assez nombreux, que nous avons traités avec succès, l'ont été par la méthode débilitante , qui, dans ces cas , devenait directement fortifiante.

La question ainsi réduite, la vérification des résultats est possible : que l'on compare ceux des deux méthodes dans les choléras asphyxiques et cyaniques en faisant abstraction de tout raisonnement, et l'on saura bientôt à quoi s'en tenir sur l'emploi de la méthode purement brownienne appliquée à ces choléras. Qu'après cela on établisse la même comparaison pour les traitemens alternativement stimulans et sédatifs des nuances d'un moindre degré, et pour les traitemens persévéramment antiphlogistiques des mêmes degrés, et l'on aura l'idée des prétendus avantages du traitement éclectique mis en parallèle avec le traitement physiologique.

Quant à nous, convaincu comme nous le sommes par les faits, nous établissons, contradictoirement aux éclectiques agissant comme browniens dans le plus haut degré du choléra, et ensuite comme éclectiques dans tous les autres degrés, que cette faiblesse, assurément très réelle, puisqu'elle se termine par la mort dans le plus haut degré, est le résultat d'une inflammation générale du canal alimentaire, et que toute la difficulté du traitement vient de celle d'obtenir des évacuations de sang assez abondantes pour amener cette phlegmasie à la résolution; en d'autres termes, si l'on pouvait dégorger le tube digestif du sang qui le remplit, avant que le malade fût à l'agonie, on le sauverait presque toujours. Mais comme le mouvement circulatoire de ce fluide est arrêté par l'irritation du cœur (consécutive à celle du tube digestif), ces émissions sanguines sont impraticables, et les douleurs et les convulsions, et surtout le défaut de l'oxigénation du sang, amènent la mort malgré tous les efforts du médecin.

Ce n'est pas tout : nous poursuivons notre thèse, et nous ajoutons, toujours fondé sur les faits : le meilleur moyen de rendre possibles les saignées si nécessaires dans le plus haut degré du choléra, n'est pas de stimuler l'estomac et l'intestin grêle. D'après notre observation, ou cette stimulation hâte la mort sans avoir ranimé le cœur et rendu les saignées possibles, ou, si elle réussit à produire l'un et l'autre changemens, la gastro-entérite passe à l'état typhoïde, et sa guérison devient la chose du monde la plus difficile; de sorte que les guérisons sont alors fort rares.

Nous continuons et nous disons : lorsque le choléra n'existe pas dans le degré le plus intense, et qu'il y a pouls et chaleur, soit au premier abord, soit après les efforts de l'art, il n'y a point d'avantage à aider les prétendus efforts de la nature médicatrice pour le vomissement, ni à suspendre brusquement les évacuations alvines par les astringens introduits dans le rectum, ni à opposer par la voie de l'estomac les narcotiques à haute dose, ou les excitans diffusibles, dits antispasmodiques aux douleurs, aux vomissemens et aux crampes. Ces médications ne produisent, le plus souvent, que des effets palliatifs, et les guérisons sont toujours et moins nombreuses et plus retardées. Il est beaucoup meilleur de poursuivre la médication antiphlogistique, la proportionnant aux forces des malades, de tarir la source des vomissemens et des selles par la glace ou par des ingestions froides en petites quantités, secondées par de petites saignées locales, et de n'administrer l'opium ou les autres narcotiques, ainsi que les excitans diffusibles, qu'avec une grande réserve, en les suspendant à propos, et sous la protection du froid et des émissions sanguines.

Enfin, nous complétons notre thèse en ajoutant: La chaleur appliquée à l'extérieur du corps a son utilité aussi bien que les frictions, les rubéfactions et même les vésications, pour faciliter le retour du sang vers la périphérie du corps, rendre les saignées moins difficiles et favoriser la sueur si profitable dans le traitement du choléra.

Toutefois, il est facile d'en abuser, surtout lorsqu'on l'applique aux différentes parties du tronc. C'est particulièrement sur les pieds et les jambes qu'elle doit agir : elle n'opère avantageusement sur la poitrine et le ventre qu'autant qu'elle est accompagnée de la sueur, et que les émissions sanguines locales joignent leurs effets aux siens ; sans ces conditions, la chaleur augmente les tourmens des malheureux cholériques, et précipite leur dernier moment.

Après avoir présenté ces considérations générales, il nous reste à donner les règles de leur application; ce que nous allons faire, en priant nos lecteurs de nous suivre au lit des malades, et dans les amphithéâtres d'anatomie.

Nous comprîmes d'abord par la première autopsie que la maladie était inflammatoire. Un seul essai que nous fîmes au Val-de-Grâce des boissons chaudes, effrayé que nous étions, ainsi que nos confrères les éclectiques, par la froideur des malades, ne nous ayant pas réussi, quoique ces boissons fussent adoucissantes, nous y renonçâmes sans hésiter.

Nous nous rappelâmes alors nos précédens, qui étaient déjà très multipliés. Les premiers et les plus anciens sont ceux des gastro-entérites générales, avec coloration brune et noirâtre, que nous avions observées en Italie et dont les histoires sont consignées dans notre *Histoire des phlegmasies chroniques*. Nous les avions rencontrées depuis lors assez de fois pour n'en pas perdre la mémoire, et les leçons que nous avions faites sur ce genre de gastro-entérites, aussi bien que la manière dont nous traitons les choléras sporadiques, avaient donné l'occasion à plusieurs de nos disciples et de nos amis, tous professant la médecine physiologique, de recueillir des faits confirmatifs de ceux que nous possédions sur la nature du choléra-morbus en général.

Celui de ces médecins qui nous avait fourni les premières et les plus précieuses données, c'était le docteur Gravier, pratiquant à Pondichéry, que nous avons déjà cité, et sur lequel il a été consigné un article dans les *Annales* en 1827.

Nous nous souvînmes ensuite que le docteur Treille (Maurice), chirurgien en chef des sapeurs-pompiers de Paris, et l'un de nos collaborateurs aux *Annales*, avait, dans les mois d'août et octobre de l'année 1831, employé sur quatre-vingt-trois sapeurs-pompiers de son corps la chaleur à l'extérieur, les opiacés en lavement, et la glace uniquement par la voie de l'estomac, pour combattre de véritables affections cholériques (1).

Nous ne pouvions non plus avoir oublié qu'à la même époque les docteurs Damiron et Gasc, dont la note est également insérée dans les *Annales*, mois d'août 1831, avaient parfaitement réussi, pour des cas analogues, par une méthode purement antiphlogistique, sur un bon nombre de militaires subitement atteints des symptômes du choléra et transportés au Val-de-Grâce.

Les deux observations de choléras asphyxiques et cyaniques qui avaient paru dans notre service, et dont nous avons parlé plus haut, durent néces-

(1) Voir les *Annales de la médecine physiologique*, mois de novembre 1831.

sairement se représenter à notre esprit à l'aspect du choléra épidémique du mois d'avril.

Enfin, les recherches du docteur Sophianopoulo, dirigées selon l'esprit de la médecine physiologique, dont il avait puisé les principes pendant cinq ans au Val-de-Grâce avant d'entreprendre son voyage dans le nord et dans le levant, ne pouvaient que nous confirmer dans l'idée que nous avions prise de la nature inflammatoire du choléra-morbus épidémique.

Je reviens à mes propres observations. J'observai attentivement les malades sur lesquels j'essayais, non pas l'infusion de camomille, je n'avais pas cet excès d'audace, mais l'infusion de guimauve chaude. Ces malades me suppliaient de leur donner du froid, et de ne pas leur présenter des boissons chaudes. Quand ils buvaient chaud, ils accusaient une ardeur prodigieuse dans la gorge, et s'agitaient plus qu'auparavant ; en même temps je voyais leur physionomie s'animer, et bientôt la prostration être plus considérable qu'auparavant. L'autopsie de deux ou trois cadavres m'a ensuite démontré que les cholériques sont emportés par une inflammation générale du canal digestif, ainsi que je l'ai suffisamment démontré ; et ces faits, joints à l'observation des malades, m'ont appris que le traitement stimulant ne convient pas et que les boissons chaudes, fussent-elles de nature émolliente, devaient être considérées comme stimulantes. Par conséquent, j'ai prescrit les boissons froides. Les malades ont bu de l'eau froide en quantité prodigieuse. Mais, plus ils buvaient, plus ils vomissaient. Que faire? Fallait-il en venir aux stimulans, au vin, aux potions aromatisées, narcotiques, astringentes, ou à l'acide carbonique (potion de Rivière), pour calmer les convulsions du tube irrité? J'y répugnais; car l'inflammation des voies gastriques n'est point une hypostase cadavérique. Je me souvins alors qu'en Allemagne on avait tiré bon parti de la glace administrée à l'intérieur contre le choléra ; mais la manière dont on l'employait était restée dans un vague peu satisfaisant. On la donnait toujours conjointement avec des boissons abondantes; moi je pensai à faire avaler des morceaux de glace aux malades, et à leur retrancher en même temps la boisson (1). Voici la méthode qui m'a procuré les meilleurs résultats.

(1) Cette méthode fut aussi adoptée par le docteur Treille déjà cité plus haut, lorsque l'épidémie se répandit à Paris dans les derniers jours de mars. Il appliqua à ses cholériques de 1832 la même méthode qu'il avait essayée sur ceux de 1831, en y ajoutant les saignées générales et locales, et ses succès furent les mêmes. Le docteur Treille fut donc, à ma connaissance, le premier médecin qui ait employé, à Paris,

Lorsque les malades ont des évacuations copieuses, je ne leur donne que de la glace à manger,
en leur enjoignant le plus possible de ne pas
boire : ils prennent d'abord cette glace avec dé-
lices. Remarquez que, quand ils en commencent
l'usage, ils ont la langue froide, large et pâle,
le pouls presque nul, l'extérieur du corps refroidi,
mais qu'ils ressentent une ardeur extrême dans la
gorge et dans l'estomac. Eh bien! tant qu'ils sont
dans cet état, ils prennent la glace avec plaisir, et
l'on doit exiger qu'ils en avalent le plus qu'il est
possible. Lorsque vous voyez rougir la langue, la
peau se colorer et perdre la nuance cyanique, déjà
les malades peuvent être privés de la glace ; on
peut leur donner une boisson quelconque, pourvu
qu'elle ne soit pas excitante : l'eau froide, la limonade, l'orangeade, la solution de gomme, l'infu-

la glace à l'intérieur dans le choléra sporadique qui a servi
de précurseur à l'épidémique.

Il avait été attaqué lui-même du choléra dans le mois de
mars 1831, et les docteurs Lacorbière et Lanyer l'avaient
saigné sans hésitation au moment où le froid, parti des extrémités des membres, était déjà parvenu aux coudes et aux ge-
noux (*Annales, mois de novembre*, 1831).

On voit par là, comme par ce qui précède, que dans tous
les pays les médecins physiologistes ont eu la même pensée
sur la nature inflammatoire du choléra, depuis que la méthode physiologique est développée dans un enseignement
régulier et consignée dans des ouvrages et dans des journaux.

sion légère de guimauve et même l'eau-de-riz faiblement chargée, sont les boissons qui nous ont paru le mieux réussir.

Pendant que l'on s'occupe de leur réchauffer ainsi la bouche, la gorge et l'extérieur du corps, en rafraîchissant l'estomac, il se développe une espèce de réaction ; la phlegmasie change de mode. Au lieu de consister en une congestion rapide de sang dans le canal digestif, qui dirige tous les fluides vers cet organe, elle ne consiste plus que dans une gastro-entérite avec réaction fébrile modérée. Ces malades n'ont plus de vomissemens, ils n'ont plus de selles ; les sueurs paraissent ; le pouls, qui était lent, s'accélère ; de petit qu'il était, il devient large ; de serré qu'il paraissait dans sa petitesse, il devient large, souple. La coloration brune de la peau se dissipe peu à peu ; vous êtes tout étonné de rencontrer un malade le lendemain ou le surlendemain avec un coloris naturel et une peau fraîche, légèrement suante. Quand alors la soif dévore le cholérique, et qu'il témoigne de la répugnance pour la glace, vous pouvez la supprimer et lui accorder des boissons fraîches ; désormais il les absorbera. Mais il est souvent utile de revenir plusieurs fois à la glace, en la donnant en moindre quantité, car elle m'a toujours paru le meilleur moyen de relever le pouls, lorsqu'il tend à faiblir de nouveau, et de soutenir la sueur. C'est une erreur de croire que la glace et les boissons froides puissent supprimer cette évacuation dans le choléra. Elles produisent constamment l'effet contraire; elles n'auraient cet inconvénient que s'il existait une complication d'inflammation des poumons.

Le danger est donc de remplir le canal digestif de liquides aqueux, dans le moment où le mouvement convulsif de ce canal est prédominant; parce que ce mouvement expulse tout par les vomissemens et par les selles. En remplissant la double indication de diminuer la chaleur des voies digestives et de ne pas les surcharger, les phénomènes changent; l'individu n'a plus d'asphyxie, de cyanose; il reprend des forces : vous avez affaire, je le répète, à une gastro-entérite ordinaire que vous conduisez à la convalescence, en ne donnant pas de stimulant, en attendant que le malade se décolore un peu, se refroidisse un peu, et que la langue dérougisse et prenne la couleur ordinaire, en même temps que l'aptitude à la digestion se rétablit. Lorsque nous adoptâmes cette méthode, nous ignorions que plusieurs confrères de la Provence y ont été conduits par la force desfaits, pour le traitement du choléra-morbus sporadique. Ce n'est pas sans un extrême plaisir que nous avons appris de leur bouche, lorsqu'ils sont venus à Paris, pour observer le choléra épidémique, que, loin de favoriser le vomissement par des boissons copieuses, suivant l'antique usage, ils ont reconnu la nécessité de refuser à l'estomac les matériaux du vomissement, et de ne lui offrir que de la glace jusqu'à ce que la fureur du mouvement antipéristaltique fût apaisée. Grâce soit donc rendue au bon esprit de ces estimables médecins!

Telle est la substance de notre traitement pour l'intérieur.

Quant à l'extérieur, la chaleur est fort utile sans doute, mais elle doit particulièrement, comme je viens de le dire, être appliquée aux extrémités inférieures. Il y a de l'inconvénient à accumuler le calorique sur le torse, sur les parois de la poitrine; les malades ne peuvent supporter cette impression : au contraire, ils ont une tendance continuelle à découvrir ces parties, à les exposer à l'air : cela leur procure des respirations plus amples et plus faciles; ils en éprouvent du bien-être, de la félicité. Il y a vraiment cruauté à les priver de la fraîcheur, lorsque le besoin s'en fait si vivement sentir, et à les obliger à avoir la poitrine brûlante et à suer sous un édredon ou sous plusieurs couvertures. On peut donc les laisser découvrir un peu la poitrine et l'épigastre; mais il faut tenir les extrémités chaudes et y mettre des cataplasmes émolliens et sinapisés pour les rendre plus actifs; il faut de plus les frotter un peu.

Un confrère, praticien distingué de Paris, que

nous aimons et que nous estimons beaucoup, nous a dit avoir trouvé le moyen de rendre la saignée praticable, en dirigeant une douche de vapeur chaude sur la région du cœur; ce qui ranime momentanément les contractions de cet organe et fait reparaître le pouls. Il fait alors pratiquer des saignées, auxquelles il ajoute la glace et les autres moyens de réfrigération intérieure. Nous n'avons point eu l'occasion d'essayer ce moyen; nous croyons qu'il peut être utile lorsqu'il n'y a pas de congestion sanguine considérable dans les parois du cœur, dans les poumons, dans l'estomac et dans le cerveau; mais nous n'oserions l'employer si ces congestions existaient, ce qui n'arrive malheureusement que trop souvent chez les pléthoriques, chez ceux qui ont le cœur hypertrophié, ainsi que dans les débuts par la section supérieure du tube alimentaire et par les centres nerveux. Nous le croyons plus particulièrement applicable aux cas où les cholériques asphyxiques et cyaniques ont vu commencer le mal par une diarrhée qui est devenue excessive et qui s'est opposée à l'extrême congestion du sang dans les régions qui viennent d'être indiquées. Au surplus, on va bientôt voir que, dans ces cas, qui paraissent le plus favorables pour l'administration de ces douches, la glace et les saignées locales nous ont suffi. Nous sommes loin, malgré cela, de rejeter les douches en question;

c'est un moyen de plus qu'il est bon de connaître et auquel l'expérience assignera par la suite son véritable cas d'application.

Les frictions sur la peau ont également leur utilité ; mais on en a singulièrement abusé, aussi bien que des étuves et des bains chauds, dans le début de notre épidémie, lorsque des médecins peu physiologistes se figuraient, avec le public, qu'il n'y avait que faiblesse dans le choléra, et que l'indication principale était de pousser au mouvement du sang par les stimulations de l'extérieur du corps et par les boissons chaudes. Ces préjugés nous viennent de l'Allemagne, du nord et de l'est de l'Europe, comme l'atteste l'utile ouvrage du docteur Sophianopoulo. Les frottemens outrés ont surtout beaucoup nui. Des infirmiers ou infirmières ont poussé cette manœuvre au point de se rendre malades eux-mêmes, et sans profit pour les malheureux cholériques. Cette stimulation semble, au contraire, augmenter l'angoisse des malades, et souvent même les refroidir, puisqu'il faut les découvrir pour les frictionner. Si vous mettez le sujet dans un endroit trop chaud, vous l'étouffez ; si c'est dans un lieu trop froid, vous le refroidissez ; si vous le frottez trop fort, vous augmentez les crampes. J'ai constaté que les cholériques, sans être réchauffés par l'extérieur, revenaient à la vie plus ou moins rapidement, suivant l'inten-

sité de la maladie , par le seul secours de la glace
et des boissons froides , en petite quantité. Dès-lors
je me suis borné à tenir couvertes les extrémités
inférieures ; ensuite , lorsqu'il y avait crampes et
douleurs d'estomac, à appliquer des topiques émolliens et narcotiques sur l'estomac , sur le bas-
ventre et sur les mollets.

Ce n'est pas assez de donner des réfrigérans à
l'intérieur, et de réchauffer les extrémités; il faut
combattre directement l'inflammation : ici les
sangsues deviennent encore notre principale ressource. En effet, lorsque le pouls est nul, on ne
peut obtenir aucun résultat de la saignée, le
sang ne coule pas ; le peu qui sort de la veine ressemble à une gelée de groseille à demi coagulée, et
bientôt on n'obtient plus rien. Cependant on peut
utiliser la saignée en frictionnant le bras du malade avec des brosses, ou en le stimulant par la fusti-
gation avec des orties ou quelques autres plantes
irritantes qui raniment la circulation locale; comme
aussi en plongeant le bras dans l'eau chaude, ou
bien en pratiquant les douches de vapeur chaude
sur le cœur, lorsque le cas le permet. Mais tout
cela ne donne pas, selon moi, de grands résultats. Pour que la saignée soit utile, il faut
prendre la maladie dans la période du début.
Un confrère, praticien distingué, qui publiera sans
doute lui-même ses observations, m'a dit s'être
bien trouvé d'avoir fait tirer toutes les heures, par

la saignée, une ou deux onces de sang, en un mot, ce qu'il pouvait en obtenir.

Cependant, lorsqu'on ne peut effectuer la saignée, que faire? J'ai recours aux sangsues, que j'applique sur l'épigastre, si les symptômes prédominent dans l'estomac ; sur tout le ventre, lorsque les autres régions de l'abdomen paraissent le principal siége de l'irritation. Ayant relu l'article sur M. Gravier, inséré dans les *Annales* en 1827, je me suis aperçu que ce médecin avait obtenu des résultats admirables des sangsues, dans le traitement du choléra, à Pondichéry, circonstance que j'avais perdue de vue. Ces sangsues ne donnent rien d'abord; mais à mesure que la glace ranime la circulation, si un cataplasme émollient est placé sur les piqûres, vous obtiendrez beaucoup de sang, ce qui aide admirablement la guérison.

Toutefois, il faut une mesure dans les saignées ; si vous allez les faire copieuses chez les sujets épuisés par la diarrhée et dont tous les tissus sont depuis long-temps en contact avec le sang noir, les malades tomberont dans une prostration dangereuse. J'ai vu commettre cette faute, et par là j'ai appris à l'éviter. Je me suis donc imposé la règle de ne placer sur l'épigastre et à l'anus, lieux qui donnent souvent beaucoup de sang par les piqûres des sangsues aussitôt que la glace a ranimé l'action du cœur, qu'un nombre modéré de ces vers aquatiques ; quinze ou vingt chez les sujets adultes et forts ; huit ou dix, et même moins chez les enfans, chez les femmes débiles, et chez les personnes convalescentes ou épuisées par une gastrite chronique qui a nécessité une abstinence prolongée. Je répète ces applications suivant l'exigence des symptômes : je porte les annélides sur la région de l'abdomen où l'irritation me semble être restée prédominante, et à la base du crâne dans les cas de congestion de sang au cerveau. J'ai quelquefois été obligé de les poser sur le cœur, dans les cas d'angoisses suffocatives avec turgescence de cet organe chez les personnes qui l'ont dans un état d'hypertrophie, et chez les pléthoriques qui ont perdu peu de sang. La saignée va plus tôt au but dans ce cas ; mais elle ne donne pas toujours du sang, alors même que ce fluide est accumulé dans l'épigastre, le cœur et la base des poumons, au point d'y entretenir une assez forte chaleur.

L'application des ventouses est quelquefois fort utile sur les piqûres des sangsues, pour aider le dégorgement des parties sous-jacentes.

Ensuite s'il survient quelques entraves à l'amélioration obtenue, s'il se forme une nouvelle congestion dans un point du bas-ventre, ou une complication de congestion pulmonaire, ce qui est possible, ou enfin une congestion cérébrale, on peut encore revenir aux sangsues et aux autres moyens de saignées locales, à l'endroit où se manifeste la congestion , à moins que les malades ne soient tombés dans la flaccidité cadavérique. Dans ce cas, il n'y a d'autre ressource que dans les vésicatoires placés aux cuisses ou à la nuque ; mais d'ordinaire les malades périssent si promptement que l'on n'a pas le temps d'agir.

On me demandera comment suppléer à la glace : j'avouerai que je ne connais rien qui équivaille à ce moyen ; cependant je pense que de petites gorgées d'eau froide pourraient la remplacer jusqu'à un certain point ; d'ailleurs il y a peu d'endroits où il n'existe quelque personne assez instruite pour geler de l'eau : avec de l'acide sulfurique et du muriate de soude, on peut soustraire à l'eau placée dans un vase , au milieu de ce mélange , assez de calorique pour produire une glace artificielle. Quand on n'en a pas les moyens , il faut y suppléer , autant que faire se peut , par de petites doses d'eau bien froide. Il m'est parvenu depuis peu des exemples nombreux de succès fort remarquables obtenus par ce moyen.

Après ces premiers secours, les vésicatoires , les sinapismes , ont toujours de bons effets pour empêcher la congestion cérébrale qui est souvent consécutive. Mais il ne faut pas confondre les torpeurs cérébrales dont j'ai parlé , avec les congestions sanguines, qui surviennent dans les convalescences. Il est avantageux de mettre des sangsues aux tempes , de poser en même temps des cataplasmes sinapisés sur les extrémités inférieures , de donner des bains de vapeur chaude sur ces extrémités, de faire des frictions de haut en bas , de donner des bains de mains, de stimuler ainsi le malade pour empêcher la formation de la congestion cérébrale, en même temps qu'on met de l'eau fraîche avec de la glace sur la tête.

On me dira : « *Vous êtes exclusif.* Est-ce que vous ne vous écarteriez pas de votre plan pour les malades entièrement refroidis ? Est-ce que vous donneriez de la glace à ceux qui tomberaient en syncopes à la suite de saignées ? Est-ce que vous n'administreriez pas un peu d'eau de Seltz, un peu d'éther dans ce cas? » Je crois que cela peut se faire ; le médecin physiologiste, lorsque le pouls manque et qu'il ne saurait obtenir de sang , peut donner un stimulant , de l'eau de Seltz, par exemple, par cuillerées, ou un peu d'eau vineuse, pourvu qu'il ait de la glace à sa disposition pour en annuler l'effet, si l'estomac en souffrait. Je le fais quelquefois en ville, lorsqu'un médecin peut rester auprès du malade afin de le surveiller; mais je n'ai point employé ces moyens pour les malades de notre hôpital, parce que je ne pouvais être toujours là , et que je ne saurais disposer d'un nombre suffisant d'élèves pour que de nombreux malades soient surveillés pendant des journées entières. Cependant j'obtiens des succès considérables, puisqu'à peine je perds un malade sur trente à quarante, depuis que mon plan de pratique est bien tracé. Certes, ces résultats - là sont très avantageux. Nous avons commencé au Val-de-Grâce, à mon estime, par une perte d'un malade sur trois, puis d'un sur six ; la proportion des guéris s'est ensuite augmentée jusqu'à ce jour ; mais c'était surtout en ville.

Comme ces phrases prononcées dans notre seconde leçon faite à l'hôpital du Val-de-Grâce, et recueillies plus ou moins fidèlement par des sténographes que nous n'avions point appelés, ont donné lieu à quelques critiques, nous allons développer les idées qu'elles renferment. La proportion d'un mort sur quarante malades est applicable seulement, d'après le texte, à l'époque où nous avions perfectionné notre mode de traitement, et nullement à la totalité des malades traités au Val-de-Grâce. Nous ne comprenons donc pas comment on a eu l'idée de la forcer à recevoir cette dernière application.

Il faut tenir compte aussi des résultats de l'éveil que dûrent prendre les autorités militaires, après les rapports faits par les officiers de santé des hôpitaux de la garnison de Paris, sur les causes de la mortalité des cholériques. Tout le monde était sur ses gardes dans les régimens, et les malades ne tardèrent pas à nous arriver en majorité, avant la période d'asphyxie et de cyanose. Toutefois, nous avons dû considérer comme cholériques les hommes

qui offraient déjà les vomissemens et les selles cholériques, les crampes, la sécheresse et l'atrophie
commençante des yeux, quoiqu'ils eussent encore
du pouls, de la chaleur, et qu'ils ne fussent pas
passés au bleu.

Or, nous avons très rarement fait des pertes
parmi ces derniers malades, et nous répétons
ici que nous en avons guéri plus de quarante
de suite, tant en ville qu'à l'hôpital, sans en
perdre un seul. Quant aux cholériques asphyxiques et cyaniques, nous en sauvions toujours au
moins le tiers, aussitôt que notre méthode fut définitivement arrêtée. Nous conservons encore dans
nos salles cinq ou six convalescens qui ont été
affectés à ce degré, et qui sont revenus par le
seul secours de la glace, des boissons froides,
des saignées en petite quantité à la fois, des cataplasmes émolliens et laudanisés sur le ventre, des
sinapismes et des bouteilles chaudes aux extrémités, sans avoir avalé une once de boisson chaude
ni aucune espèce de potion antispasmodique. Il
était curieux de voir ces hommes rester froids,
noirs et sans pouls, pendant deux, trois et même
quatre jours, vomissant quelquefois, mais n'allant plus à la selle, reprendre la couleur, se ranimer le cinquième jour au plus tard; présenter
ensuite une langue rouge et chaude, un lége
mouvement fébrile avec de la sueur, et le surlendemain solliciter des alimens.

Au surplus, cette proposition d'un sur quarante n'a rien de surprenant; plusieurs médecins parmi ceux qui ne stimulent point les malades, ont obtenu en ville de pareils résultats ou même de plus avantageux.

Nous avons souvent arrêté, ainsi que ces confrères, le choléra déjà parvenu aux évacuations et aux crampes sur cinq ou six personnes de la même maison, sans qu'aucune d'elles soit arrivée à l'asphyxie et à la cyanose. Quant à moi, en particulier, mes instructions étaient données d'avance à tous mes cliens : pas un d'entre eux n'a fait usage des boissons chaudes ; tous se sont mis à la glace, ont apposé des sangsues à l'anus ou sur l'épigastre, en m'attendant, et les évacuations cholériques ont cédé en quelques heures. Les crampes ont un peu plus résisté ; mais jamais la maladie n'a récidivé lorsqu'il n'a point été commis d'imprudence.

Je ne parle point de ceux qui n'ont eu que des nausées, des vomissemens et des selles non cholériques, sans crampes, et qu'on pouvait considérer comme n'étant point attaqués par le choléra. Ces malades ont été guéris si promptement, et avec si peu d'accidens, par ces mêmes moyens, que nous n'avons pas dû les faire entrer dans nos calculs.

Afin que chacun puisse voir clair dans la question de la mortalité du Val-de-Grâce, en ce qui concerne notre service, nous publions l'état suivant qui nous est fourni par l'administration de cet hôpital.

CHOLÉRIQUES TRAITÉS PAR M. BROUSSAIS.

DATES.	ENTRÉS.	SORTIS.	MORTS.
Mars........ 30	2	»	»
31	4	»	»
Avril........ 1	5	»	2
2	2	»	15
3	8	»	5
4	13	»	7
5	9	»	3
6	24	»	4
7	5	»	»
8	9	»	5
9	4	2	4
10	9	1	»
11	4	»	4
12	5	1	4
13	2	1	2
14	1	5	1
15	10	2	2
16	1	2	»
17	3	»	1
18	»	4	2
19	»	»	2
20	»	2	2
21	1	»	»
22	5	1	»
23	»	»	»
24	4	»	»
25	»	»	1
26	»	1	1
27	»	»	»
28	»	2	1
29	»	»	»
30	»	»	»
Mai......... 1	»	1	»
2	»	»	»
	128	25	52

Il est à remarquer que, sur trente-huit cholériques entrés au Val-de-Grâce du 30 mars au 4 avril inclus, trente-quatre ont été traités par M. Broussais.

Vu et vérifié,
Le sous-intendant militaire, chargé de la surveillance administrative des hôpitaux,
ÉVRARD.

Certifié véritable par l'officier principal comptable, soussigné, et conforme aux diverses pièces et aux documens qui lui ont été remis par MM. les officiers de santé dudit hôpital.
BOURDIN.

Paris, le 2 mai 1832.

Cet état justifie une partie de ce que nous avons avancé. Le reste est assez prouvé par les faits observés en ville. On y remarque : 1° qu'aucun cholérique, sur six, n'est mort les deux premiers jours, époque où ils étaient tous asphyxiques et cyaniques, chose jusque là inobservée ; car ceux de plusieurs autres hôpitaux, que l'on stimulait encore, vidaient alors leurs lits en quelques heures ;

2° Que jusqu'au 3 avril, cinquième jour de l'apparition du choléra, il n'y avait encore eu que six morts sur vingt et un traités, ce qui fait moins d'un mort sur trois, encore dans le début de l'épidémie ;

3° Que, du 4 au 8 avril, époque de la plus grande mortalité, le nombre des traités était de quatre-vingt-un (les entrans des premiers jours devant compter, puisqu'ils étaient encore en danger), somme sur laquelle il n'y avait encore que vingt-cinq morts, à partir du 30 mars, ce qui donne un décès sur trois malades et un seizième. Mais il faut noter que c'est dans ces quatre derniers jours que nous sont arrivés les cholériques venant des casernes *extra-muros*, Courbevoie et même Saint-Denis ; et que plus de la moitié de ces malades, dont l'invasion datait de deux et trois jours, sont morts, ou avant l'entrée, ou bien dans les deux premières heures, de manière à n'avoir pu recevoir de secours ; de sorte que le même lit offrait souvent jusqu'à deux fois par jour une physionomie nouvelle, entre les différentes visites du même jour, et quelquefois j'en faisais jusqu'à quatre par jour;

4° Qu'à partir du 8 avril, époque où j'étais bien fixé sur mon mode de traitement, jusqu'à la fin du mois, la mortalité est devenue plus faible, puisque, sur quatre-vingt-onze malades que nous avons traités pendant ce laps de temps (les malades restés vivans des huit premiers jours , devant compter avec les autres, puisqu'ils étaient en convalescence et susceptibles de rechute) , il n'en est mort que vingt-sept, ce qui donne à peu près un sur trois et demi.

Telle est la nécrologie de notre service pendant les trente-deux premiers jours de l'épidémie, et tous les choléras qui ne font pas partie des cinquante-deux morts ont été guéris sans exception. Nous ne les avons point envoyés mourir dans une autre salle, sous le nom de typhus ou fièvre typhoïde, et aucun d'eux n'a conservé de maladie chronique; c'est ce qui a été remarqué par tous les assistans.

Si maintenant l'on retranche de nos morts ceux qui ont succombé sans avoir pu être traités, et qui s'élèvent assurément à plus de vingt, il nous reste trente morts sur cent vingt-sept traités, ce qui nous donne un décès sur à peu près six

traitemens. Mais notez bien que tous les cholériques n'ont pas été notés sur les cahiers de visites,
à cause de la confusion qui régnait dans le début de
l'épidémie ; de sorte que la proportion d'un mort
sur dix *traités* , énoncée dans notre leçon , est la
plus haute que nous puissions admettre pour le Val-
de-Grâce , à l'époque où notre méthode était bien
arrêtée. Cet oubli portait sur des malades évacués
d'autres salles dans les nôtres, et sur des hommes
qui n'avaient que des irritations gastriques à leur
entrée lorsque l'observation avait été inscrite , et
qui se trouvaient cholériques le lendemain.

Quant aux autres proportions énoncées dans
notre leçon , elles sont tirées des cholériques, plus
nombreux encore, que nous avons traités et que
nous avons vu traiter en ville par des médecins
physiologistes : c'est là que les décès ne se sont
pas élevés à un sur quarante lorsque les malades
ont été mis en traitement avant l'asphyxie et la
cyanose, quoiqu'ils eussent le vomissement, les
selles cholériques, les yeux cholériques, les crampes , la langue large et froide et le pouls déjà fai-
blissant. Or, nous avons dû comprendre tous ces
malades dans nos considérations générales sur le
choléra , lorsqu'il était question d'apprécier les
avantages et les dangers des diverses méthodes , et
le donner une impulsion qui devait sauver des
milliers d'hommes. Notre but fut atteint puisque,

à partir de ce jour, la glace fut substituée aux boissons chaudes et aux potions dans la pratique des médecins qui nous honorent de quelque confiance. Plusieurs nous ont déclaré en avoir obtenu des résultats qui les ont surpris. Beaucoup d'autres ne nous ont encore rien dit, mais il s'en trouvera peut-être qui oseront écrire. Les browniens et les éclectiques n'imposeront pas la terreur à tous les hommes de bien. On sentira que le ridicule qui n'a point de fondement, retombe, en dernière analyse, sur celui qui s'en est voulu faire une arme préjudiciable au bien public.

Nous faisons rigoureusement abstraction, dans nos calculs, des diarrhées, des vomissemens et des douleurs de ventre, qui n'étaient point accompagnés des symptômes caractéristiques, et que l'on range dans les cholérines. Si nous voulions noter les malades de ce genre que nous avons vu guérir ou guéris nous-même par la méthode physiologique, les proportions seraient beaucoup plus avantageuses; car plusieurs de nos confrères nous ont dit avoir guéri, par notre méthode, plus de soixante malades; tant cholériques non asphyxiques que simples cholérines, sans en avoir perdu un seul. Nous espérons que les gens probes voudront bien nous en croire sur ce point; notre véracité vaut bien celle des gens qui ont fabriqué de fausses nécrologies (1) dans le but d'accréditer la méthode qui a fait monter si haut le chiffre des mortalités en Allemagne, en Autriche, en Pologne, et dans les provinces du Levant (2). On peut consulter sur ce point l'estimable travail de M. Sophianopoulo.

(1) C'est la seconde fois que cette bassesse a été commise à notre égard. Les rétardataires de la médecine ne respectent rien.

(2) Un médecin physiologiste nous écrit de Nantes : Un homme de trente ans, vigoureux, a été frappé inopinément à 11 heures du matin; je l'ai vu à 5 heures du soir, et une heure auparavant une potion fortement laudanisée et éthérée avait été prescrite par un vieux médecin, auquel la prononciation seule de votre nom pourrait donner le choléra. J'ai de suite interdit cet excitant, qui brûlait l'estomac de mon malade, et j'y ai substitué force sangsues à l'épigastre, les cataplasmes émolliens sur le ventre, l'eau froide à peine sucrée avec le sirop de guimauve, sans aromate, et donnée par cuillerée à café; la glace aussi souvent que le malade en demandait (j'en ai fait appliquer quelques morceaux sur le front) et la chaleur aux membres abdominaux, entretenue à l'aide de tuiles chauffées au four, enveloppées de lainage et placées sur eux. Pendant trois jours le malade a été froid et sans pouls. Alors la réaction a eu lieu, et j'ai suspendu les réfrigérans, qui ont été remplacés par l'infusion théiforme de tilleul et la décoction de racine d'althæa blanche. *Refroidissement nouveau, vomissemens.* Boissons froides, glace; mieux; diète complète. Eau de gomme. Le malade est au sixième jour de son choléra; son pouls est saisissable et son teint revient; il sent du besoin, et je lui promets pour demain de l'eau de veau. S'il est sauvé, c'est grâces à vous,

Quant au reproche qui nous a été adressé d'avoir perdu plus de malades que nos confrères du Val-de-Grâce, il est injuste, puisque, ainsi qu'il résulte de l'état que nous publions, les cholériques n'ont été traités que dans nos salles, depuis le 30 mars jusqu'au 4 avril, époque où la maladie était le plus intense ; il est fondé sur l'ignorance des faits ou sur la malignité, puisque tous les chirurgiens de garde avaient reçu de nous l'ordre de diriger les plus grands malades sur notre clinique, attendu que nous avions vivement à cœur de répondre à la curiosité des médecins des départemens et des élèves qui venaient y étudier le choléra. Nous agirions encore de même si l'épidémie recommençait,

monsieur et très honoré maître ; c'est le premier, sur cent individus qui ont succombé ici depuis le 14, jour de l'apparition du fléau asiatique.

C'est probablement pour soutenir dans des libelles périodiques, vraies machines à calomnies, les doctrines incohérentes qui donnent de pareils résultats, qu'un délégué de l'ancienne médecine s'est présenté au Val-de-Grâce, se disant porteur d'un ordre du ministre de l'intérieur, qu'il n'a pu exhiber, pour vérifier les nécrologies des différens médecins de cet hôpital. N'ayant point obtenu ce qu'il n'avait pas le droit d'exiger, il a sans doute pris le parti d'inventer ces nécrologies, car on en a publié d'apocryphes. Nous avons vérifié la fausseté de cette prétendue mission, qui n'aurait pu d'ailleurs être donnée que par le ministre de la guerre.

(*Voyez* les Pièces justificatives.)

quoique nous soyons prévenu que les calomnia-
teurs et les faussaires ne manqueraient pas d'en
profiter. C'est notre habitude constante pendant
tout le temps que dure notre enseignement clinique depuis que nous pratiquons au Val-de-Grâce.

Nous avons toujours méprisé ce reproche, ainsi
que les folliculaires qui nous l'ont adressé plusieurs fois. S'ils étaient des philantropes, ils vien-
draient à l'école physiologique, non pour y
dénaturer les faits, mais pour apprendre à guérir.

Au surplus leur sombre fureur nous honore, et
plus ils nous dénigreront, plus ils feront ressortir
les succès des médecins physiologistes. Nous nous
garderons donc bien de chercher à les apaiser ; les
irriter et provoquer de nouveaux flots de leur venin
serait la vengeance que nous pourrions tirer de
leur conduite si nous voulions nous occuper d'eux.

Parmi les moyens proposés, je ne rejette
rien d'une manière absolue, mais je les sou-
mets tous à l'épreuve de l'observation physiologique. On parle aussi beaucoup de lavemens narcotiques et astringens préparés avec le laudanum,
l'extrait de rathania, l'acétate de plomb, etc. : je
vais dire ce que j'en pense. Dans les commence-
mens, lorsqu'il y a abondance dans les évacuations, lorsqu'en percutant le ventre on en trouve
le son mat, il est clair que les intestins sont rem-
plis de la matière cholérique : si vous déterminez

l'astriction ou la torpeur de l'extrémité inférieure du canal, vous jugez bien qu'alors l'irritation remontera vers la partie supérieure, et que vous exposerez le malade à de graves accidens. Il faut donc renoncer aux lavemens astringens et aux narcotiques dans ce cas; mais lorsque le malade a été saigné, lorsque les évacuations ne sont plus aussi abondantes, qu'il n'y a plus qu'un peu de gargouillement, et que le malade sent le bas-ventre endolori, des crampes, du malaise, de l'agitation, c'est l'époque des lavemens narcotiques. On en obtient un très grand succès, tandis que si on les applique prématurément, les succès ne sont pas les mêmes à beaucoup près. La quantité de l'opium dépend du sentiment du médecin; il y en a qui ne craignent pas ce narcotique; je ne suis pas de ce nombre, je donne cinq, six gouttes de laudanum dans un demi-lavement, et je porte peu à peu la dose jusqu'à quarante, quand le malade est très convulsé.

Je ne prescris d'ordinaire aucune espèce de boissons chaudes; le seul moment où je les trouve admissibles, c'est lorsque le malade commence à avoir de l'appétit; alors je lui accorde un quart de portion de bouillon coupé, qui le ranime d'une manière tout-à-fait étonnante : on le voit guérir.

Traitement de la gastro-entérite consécutive. — Des accidens et des rechutes.

Lorsque l'on a ranimé les malades par le froid administré à l'intérieur, d'ordinaire, comme nous l'avons dit, la gastro-entérite consécutive à la langueur de la circulation n'est pas intense ; toutefois il ne faut pas croire qu'elle doive toujours céder en trois ou quatre jours. Elle offre de la résistance chez les sujets qui avaient les voies gastriques irritées avant l'invasion du choléra ; nous l'avons même vue deux fois prendre la physionomie du typhus. Cependant elle a cédé dans les deux cas, et même de la manière la plus complète, au bout de huit à dix jours.

Dans tous les autres cas, voici ce que nous observions communément :

La langue presque toujours pâle, large et froide, commençait, dès les deuxième, troisième ou quatrième jours, à se colorer dans son pourtour d'un rouge de feu, à s'échauffer et à devenir pointue, en même temps que la peau s'échauffait et acquérait même une chaleur âcre. C'était pour nous le signe du retour des sympathies organiques de l'estomac, ainsi que des intestins grêles, et nous en tirions ordinairement un bon augure ; mais ce moment est aussi celui où se découvrent les anciens points d'irritation et les congestions qu'ils avaient pu préparer avant l'asphyxie cholérique. Nous étions donc sur nos gardes sous ce rapport. Lorsque la langue était rouge dès le moment de l'entrée, nous regardions cela comme une preuve de la prédominance de l'irritation dans l'estomac ; et lorsque le pouls existait encore, et qu'il n'y avait point de diarrhée, nous rangions ces cas, sous le rapport' du degré d'intensité, à côté de la gastro-entérite consécutive à l'asphyxie, et nous espérions beaucoup. Il était, en effet, alors assez facile d'empêcher l'apparition de l'asphyxie et de la cyanose chez ces sujets, comme il était facile de prévenir le retour de ces deux états chez ceux qu'on en avait rappelés, et que nous comparons à ces entrans.

Dans ces deux genres de cas, nous donnions peu de glace, nous permettions de boire assez copieusement de la limonade, de l'eau de gomme ou de l'infusion de fleurs pectorales. L'inflammation fléchissait d'ordinaire ; alors nous nous en tenions à ces moyens. Mais si la tête, l'épigastre, le cœur ou la base des poumons s'engorgeaient, nous recourions aux saignées, aux sangsues ; aux premières, si les malades n'avaient été ni asphyxiques ni cyaniques, ou ne l'avaient pas été long-temps ; aux secondes, et toujours avec beaucoup de réserve, ne mettant que peu de sangsues à la fois, sauf à y revenir, chez les sujets naturellement débiles et chez ceux qui avaient subi la cyanose et l'asphyxie pendant plusieurs heures. Nous nous apercevions, en effet, qu'ils étaient très débiles et supportaient peu les pertes de sang. De petites boissons aqueuses, la glace à l'intérieur, les lavemens froids, les révulsifs, nous réussissaient mieux, avec un petit nombre de sangsues, chez les ci-devant asphyxiques, que les grandes pertes de sang, de quelque manière qu'on les obtint ; souvent même il nous a suffi d'appliquer un peu de glace sur la tête, sur l'épigastre ou sur le cœur, en même temps que nous sinapisions les jambes et les pieds, pour détruire les congestions consécutives de ces mêmes sujets, sans leur faire supporter de nouvelles pertes de sang.

Quant au bouillon, le temps de son administration était celui où le malade répugnait aux boissons froides, et où la coloration gastrique, c'est-à-dire ce gros rouge granulé de la langue, consécutif à la pâleur du début, commençaient à diminuer, pour faire place au rose pâle ordinaire aux bonnes convalescences. Ce moment était aussi celui où les malades appétaient le plus la nourriture ; le bouillon, même de bœuf pur, coupé avec la moitié d'eau, les ranimait sans danger ; et bientôt il était suivi des potages, des alimens plus substantiels, et de l'eau vineuse.

Toutes les fois que cette méthode a été exactement suivie, soit dans l'hôpital, soit en ville,
nous n'avons point observé de rechute, à moins
qu'il ne survînt quelque accident. Quelquefois,
cependant, les malades semblaient trop échauffés
par le bouillon ou par le léger potage qu'on leur
accordait; mais la petite fièvre qui en résultait se dis-
sipait aisément par un jour d'abstinence, ainsi que
cela s'observe dans les convalescences des maladies ordinaires.

Il n'en était pas ainsi dans les cas où les malades
avaient pris des alimens substantiels en quantité
trop grande, avant d'y avoir été préparés par les
gradations nécessaires; ou bien lorsqu'ils éprou-
vaient une violente colère, une terreur, une surprise extraordinaire : le hasard nous a fait rencontrer de tous ces cas dans nos consultations de la
ville. Lorsque de tels malheurs avaient lieu peu de
jours après que l'on avait fait cesser les symptômes
du choléra, on les voyait reparaître plus terribles
et plus rapides qu'à la première attaque; le pouls
cessait, dans ces rechutes, avec une promptitude
effrayante, et les malades noircissaient en peu de
temps.

Nous avouerons sans détour que nos ressources
ont été sans nul effet lorsque les rechutes ont
marché avec cette désolante rapidité. Des nausées,
un ou deux vomissemens alimentaires ou bilieux,

quelques coliques, quelques selles, même un peu cholériques, du malaise ; le tout avec une chaleur et un pouls soutenus, plutôt même avec excès qu'avec défaut, etc., ces deux phénomènes nous ont paru des rechutes sans conséquence, pourvu que le médecin pût faire observer l'abstinence dans toute sa rigueur (1). Mais le retour des phénomènes

(1) Un fait grave, observé sur un personnage éminent, à la suite d'un choléra que nous avions arrêté, nous a prouvé, depuis peu de jours, combien cette condition est de rigueur. Le bouillon de poulet et le vermicelle préparé avec ce bouillon avaient été concédés par moi et par quelques autres confrères qui, comme moi, concouraient au traitement. Il survint une congestion au cerveau, avec délire et violente agitation. Un consultant fut appelé ; ce régime fut continué pendant plusieurs jours avec les bains froids et les révulsifs. Les accidens cérébraux persistèrent, augmentèrent même, et nous nous aperçûmes alors que l'alimentation animale les entretenait ; nous en exigeâmes la suppression pendant quarante-huit heures, avec celle des bains froids, qu'un des médecins cotraitans, excellent observateur, avait demandée. Nous proposâmes aussi les demi-bains chauds et les lavemens d'eau froide. Ces moyens furent adoptés pour douze heures seulement. Grande amélioration ; sommeil paisible. Mais nous voulions le complément des quarante-huit heures demandées : on s'y refusa : une scission eut lieu. Le consultant *qui voulait soutenir les forces* s'étant retiré, l'abstinence fut continuée, et, au bout des quarante-huit heures révolues, l'agitation et le délire avaient cédé. Il restait un sommeil tenant un peu de l'état comateux ; deux vésicatoires aux cuisses le dissipèrent. On essaya e nouveau le bouillon de poulet ; l'agitation et le délire re-

asphyxiques et cyaniques dans les rechutes dont nous parlons a constamment été mortel jusqu'à présent, sous nos yeux.

Il s'est trouvé des cas où l'abstinence n'a pas suffi pour détruire l'impulsion fébrile résultant de l'une des causes de rechute que nous venons parurent. On y renonça, pour se borner à nourrir par le seul secours de la solution d'arrow-root à très petites doses, graduellement augmentées. Le délire cessa ; mais trois jours après, le malade, qui avait plutôt des caprices que de l'appé‑ tit, obtint une panade. Rêvasseries, agitation. On le rédui‑ sit aux tisanes féculentes pour tout aliment: raison parfaite pendant six jours. Le délire n'a plus reparu jusqu'à ce jour (13 mai); la maladie n'est point terminée, il y a toujours inappétence, diarrhée, état fébrile aigu très prononcé, dont nous ne pouvons prévoir l'issue; mais du moins nous avons acquis la certitude que l'affection du cerveau n'était point idiopathique, et qu'elle n'existait que sous l'influence d'une gastro-entérite aiguë déterminée par le choléra, et dont la ténacité s'explique par l'état d'irritation où se trouvaient les organes digestifs depuis plusieurs années avant l'invasion du choléra. (Voir le *Supplément*, où se trouvent la termi‑ naison et l'autopsie de cette intéressante maladie.

En même temps que cet événement se passait, d'autres à peu près analogues se présentaient à notre observation, et nous avons fini par être convaincu qu'une alimentation préma‑ turée ou trop forte peut agir d'une manière préjudiciable sur le cerveau des convalescens du choléra, et les mettre dans un état qui fasse croire à une inflammation de cet organe, tandis qu'il n'y a chez eux autre chose qu'un excès d'irritabilité de l'estomac, par suite de l'impression faite sur ce viscère par l'influence inexplicable du choléra.

de signaler. Une congestion de sang à l'épigastre, à la tête, ou le dévelopement d'un nouveau point de sensibilité dans l'abdomen nous ont paru quelqnefois exiger l'emploi des sangsues , et toujours nous en avons obtenu de bons effets. Dans ce dernier cas le sang que donnaient les piqûres était noir, épais ; signe positif de l'état inflammatoire persistant des organes sous-jacens. Il est à peu près inutile d'ajouter qu'un lavement narcotique, un topique émollient, une potion calmante, un bain pouvaient être fort utiles, comme dans tout autre cas , à la suite des émissions sanguines et des irritations révulsives que ces rechutes auraient rendues nécessaires. Mais les lavemens à l'eau froide nous ont paru efficaces contre le délire consécutif du choléra.

Traitement des gastrites et des entérites de la constitution actuelle qui tiennent du choléra.

On rencontre souvent, dans la constitution actuelle, des irritations du canal digestif qui ne prennent point toute la physionomie du choléra, mais qui ne laissent pas d'être rebelles et ennuyeuses par la facilité des rechutes. Leurs caractères sont ceux des gastrites et des entérites ordinaires, à quelques différences près. La langue y est rouge , la soif considérable, le pharynx chaud et douloureux , l'estomac chaud, et sensible à la pression, le pouls d'une fréquence supérieure à celle de l'état normal, et parfois il y a un ou deux redoublemens fébriles dans le cours des vingt-quatre heures; la tête n'est pas toujours exempte de lésion ; elle est fréquemment congestée s'il y a du délire. On observe aussi des coliques, et une diarrhée ténesmoïde, à selles brûlantes et bilieuses ; il y a surtout des douleurs dans les membres abdominaux, et une certaine tendance à l'inquiétude et à l'agitation, dont les malades ne peuvent se rendre compte.

Nous avons observé cette nuance de gastro-entérite, particulièrement chez les personnes qui ont depuis long-temps le canal digestif sensible, ou qui ont eu jadis plusieurs attaques de phlegmasies de l'estomac et des intestins. Nous y avons reconnu une irritabilité extrême de ces organes, et une ténacité plus qu'ordinaire des inflammations, toujours partielles alors, qui l'accompagnent. Si le pouls ne s'arrête pas, cela nous paraît tenir à ce que ces inflammations ne sont pas lancées avec assez de force pour se généraliser, ce qui arrive pourtant quelquefois entre les mains des médecins qui ont l'habitude de toujours stimuler leurs malades. Alors ces maladies deviennent des typhus. Il nous a semblé aussi que ce sont des demi-choléras, qu'elles méritent plutôt le nom de cholérines que les simples diarrhées de la saison, et que si la chaleur était aussi forte chez nous qu'elle l'est entre les Tropiques, ces maladies seraient des choléras complets.

Ce qui nous a frappé, c'est la difficulté du rétablissement complet toutes les fois que les malades n'ont été que peu saignés et n'ont point été soumis pendant plusieurs jours de suite à l'abstinence rigoureuse de toute boisson alimentaire.

Nous y avons aussi remarqué, comme à la suite du choléra, l'endolorissement et la faiblesse des membres abdominaux pendant les premières semaines de la convalescence.

Nous avons plusieurs fois été appelé en consultation pour concourir à la terminaison de ces maladies, et nous y avons réussi en faisant recommencer le traitement antiphlogistique, et en exigeant qu'on l'observât rigoureusement pendant huit ou dix jours. Ainsi, sangsues à l'épigastre, sur le bas-ventre ou bien à l'anus, suivant que l'irritation prédominait dans l'estomac, dans les intestins et les régions iliaques, ou dans la partie inférieure du gros intestin, et au col, enfin, si la tête était congestée. Nous avons réduit les malades pendant plusieurs jours aux boissons aqueuses et fraîches, pour unique nourriture ; attendant que toute l'irritation fût apaisée, que le froid se fît sentir dans l'épigastre, que le pouls et la tête fussent parfaitement calmes, et que l'appétit, ou du moins le sentiment d'inanition et de besoin qui en tient lieu, chez bien des personnes, fussent évidens.

Quant aux redoublemens fébriles qui se manifestaient dans la journée, et qui parfois étaient accompagnés de frissons, ce qui en faisait des espèces de rémittentes, nous nous sommes refusé à leur opposer le sulfate de quinine, même par la voie inférieure, attendu que, depuis fort long-temps, nous n'employons plus ce remède dans le traitement des phlegmasies viscérales, accompagnées de redoublemens avec ou sans frisson ; c'est-à-dire, dans les fièvres rémittentes, hémitrites, demi-tierces, doubles-tierces ou doubles-quotidiennes des auteurs. D'ailleurs, les faits nous ont démontré qu'il ne convenait pas davantage dans celles ci, puisque, dans tous les cas où nous avions cru, ainsi que le médecin traitant, devoir en faire usage, la maladie n'avait pas cédé, ou n'avait perdu ses accès que pour devenir plus intense et plus fébrile. Les sangsues, dans le paroxysme, nous ont paru d'un effet plus sûr, et nous les avons prescrites, ainsi que nous le faisons journellement dans notre clinique du Val-de-Grâce. Le succès a constamment répondu à cette pratique. La saignée générale a paru rarement nécessaire.

CHAPITRE IV.

Traitement de la prédisposition et du début.

Lorsqu'une personne est affectée d'un état d'irritabilité du canal digestif, dans un lieu où règne le choléra, elle doit commencer par diminuer ses alimens au moins de moitié, et par manger peu de végétaux ; je ne dis pas s'en priver absolument, mais se nourrir principalement avec des œufs, des viandes blanches quelquefois, ne pas boire, dans l'intervalle des repas, une trop grande quantité de liquides aqueux : si la soif la prend, elle doit être très modérée sur ce point ; éviter toute fatigue violente, extraordinaire ; éviter les communications sexuelles, qui déterminent facilement la maladie chez les sujets faibles ; éviter surtout de céder à une invitation, à une occasion de bonne chère. Je connais déjà un grand nombre d'exemples de gens qui, quoique menacés, avaient réussi à se préserver de la maladie, et qui, ayant eu le malheur d'assister à un festin, ont été cholériques le lendemain, et quelquefois sont morts peu d'heures après. Si l'on n'a pas beaucoup de courage, de fermeté de caractère, il faut éviter l'aspect des cholériques, parce que les contorsions et la physionomie hideuse de ces malheureux ont quelque chose de terrible ; il faut être exercé à l'observation des malades pour pouvoir assister à ce spectacle sans effroi. Il faut aussi se priver de fruits, se priver le plus possible de laitage ; mais ceci n'est pas absolu ; il est des personnes qui digèrent parfaitement le lait, celles-là ne sont pas obligées de s'en abstenir ; il en est d'autres chez qui le lait dérange la digestion, occasione de la diarrhée. Il y en a qui considèrent le café au lait comme leur purgatif diurne ; il faut leur dire : « Ne prenez pas de café au lait, dussiez-vous ne pas aller à la selle de huit jours. » Il importe d'éviter de se fatiguer beaucoup. On doit surtout tâcher de trouver des ressources dans sa raison pour se prémunir contre la terreur ; car si cette maladie est formidable lorsqu'on lui a laissé faire des progrès, il est certain qu'attaquée dès son début avec énergie, elle devient assez bénigne, et que l'art perfectionné peut en faire une des maladies les plus guérissables de l'espèce humaine : c'est donc une de celles qui peuvent le plus prouver la puissance de la médecine. Si tous les médecins étaient d'accord sur cette question, on verrait des prodiges. La France se distinguerait sous le rapport médical parmi toutes les autres nations ; elle aurait aussi

vaincu le choléra ; mais cela n'est pas possible
Désirer l'unanimité, l'uniformité de pensées, c'est
une chimère, une utopie dans laquelle aucun
homme raisonnable ne peut donner.

Pour sentir combien ces préceptes sont importans, il faut se rappeler la manière dont se forme
le choléra, et approprier les explications que nous
avons données sur ce sujet au climat inconstant
que nous habitons.

Dans les pays fort chauds, tels que l'Inde, le
choléra se déclare pendant la mousson du nord-
est, c'est-à-dire le règne de ces vents, ainsi que
nous l'apprend M. le docteur Gravier (Voir l'article inséré dans les *Annales de la médecine physiologique*, t. 11, p. 267), qui a si bien observé
cette maladie. Or, les vents de cette région domi-
nent depuis près de six mois dans notre climat.
Ils sont froids, soutenus, et font une vive impression sur la peau, surtout lorsqu'elle est
échauffée par le soleil. Cette influence tend à re-
pousser le sang dans les viscères, et à exalter la sensibilité de l'appareil nerveux. Elle produit cet effet
avec facilité sur les constitutions lymphatiques, qui
abondent parmi nous ; et, par la même raison,
les flux muqueux doivent être plus faciles à produire ici et plus copieux que chez les hommes des
pays chauds, excepté chez ceux de ces hommes
que leur misère et la faiblesse de leur nourriture

assimilerait à la classe pauvre et ouvrière de notre climat.

Le premier soin doit donc être de se bien vêtir, et surtout de se préserver de l'action du froid sur le ventre. Depuis que l'on a distribué des ceintures de flanelle à nos soldats, dans la garnison de Paris, le choléra a cessé de les attaquer. M. Gravier remarque que les pauvres Malabares et les Parias qui couchaient sous de mauvais abris, sans lit et presque sans vêtement, périssaient par milliers du choléra, tandis qu'il épargnait les Européens, bien vêtus, habitant des maisons parfaitement closes, et qui, par conséquent, les garantissaient des brises froides de la nuit, toujours dangereuses pendant le sommeil après qu'on a passé la journée sous l'influence d'un soleil ardent.

Tous ceux qui ont observé le choléra dans le nord et dans le levant de l'Europe nous ont annoncé que tous les dérangemens de la fonction digestive peuvent devenir des occasions de choléra; il importe donc beaucoup de les éviter. La précaution ne consiste pas, comme l'ont enseigné quelques médecins, à ne se nourrir que de viandes fortes et surtout des viandes noires, et à boire beaucoup de vin. Nous connaissons plusieurs personnes que ce régime, rigoureusement observé, a conduites à la gastrite et prédisposées au choléra. Les unes en ont effectivement été attaquées, et de la manière la plus terrible ; les autres y ont échappé ; mais elles ont l'estomac surirrité, et sont en proie à beaucoup de souffrances.

Il s'agit de faire de bonnes digestions, ce que l'on obtient surtout en mangeant moins que l'appétit ne semble l'exiger, et en se bornant à un ou deux mets, à trois au plus pour le dîner, en y comprenant la soupe ou le potage.

Le choix des alimens vient ensuite. Il est prouvé que le régime purement végétal est dangereux pour les personnes dont l'estomac digère imparfaitement les végétaux, et chez lesquelles ces alimens entretiennent une disposition à la diarrhée, et nous savons que, dans la rue de Grenelle Saint-Germain, il est mort cinq fruitiers du choléra, dans l'espace qui s'étend de la Croix-Rouge à la rue du Bac. Cela se conçoit d'autant mieux que cette espèce de marchands consomme, par des motifs d'économie, les végétaux dont elle n'a pas trouvé le débit, et qui alors sont toujours plus ou moins gâtés. M. Gravier pense aussi que la nourriture purement végétale des pauvres Indiens les prédispose au choléra. Nous avons sur eux et sur les peuples de la Russie et de la Pologne, l'avantage d'une nourriture plus substantielle. Cette condition, et surtout l'usage de la viande, doit nécessairement nous favoriser dans nos précautions hygiéniques. Ce n'est pas qu'il soit indispensable de s'abstenir de tous les végétaux, lorsqu'on les digère parfaitement et qu'ils ne provoquent point de diarrhée. On peut donc en manger, et plutôt des farineux, comme les pommes de terre, les salsifis, que des plantes herbacées, tels que les choux, la chicorée et la poirée qui tendent à relâcher le ventre, l'oseille et les salades ; mais du moins faut-il choisir les végétaux de bonne qualité et bien frais. Il est aussi fort important de n'en point faire son unique nourriture, de n'en prendre que peu, et seulement pour modérer la chaleur trop excitante des viandes fortes.

Quant à celles-ci, on doit redouter surtout de les manger lorsqu'elles sont faisandées et dans un premier degré de putréfaction. C'est ainsi que le gibier peut devenir fort nuisible. Les viandes blanches conviennent, quand elles sont assez faites, comme la chair des poules ordinaires, des chapons et des poulets d'Inde. Mais le veau peut avoir des inconvéniens, lorsqu'il est pris en grande quantité, parce qu'il se digère mal dans les estomacs peu énergiques, et qu'il tend à produire le dévoiement ; il n'a pas le même inconvénient pour les sujets qui le digèrent facilement, surtout si l'on en prend avec modération. Les graisses sont nuisibles pour la plupart des sujets par la même raison.

Les œufs, et le poisson où domine l'albumine,

sont de bons alimens qui nourrissent beaucoup, surtout les œufs ; il n'en faut donc consommer qu'une quantité très modérée , et surtout prendre garde qu'ils ne soient gâtés , ce qui les rend fort nuisibles et les met sur la ligne des viandes noires faisandées.

L'eau pure est sans contredit la boisson la plus favorable à la digestion pour les estomacs jeunes et robustes ; mais il n'en est plus ainsi pour les personnes adultes et pour celles déjà avancées en âge qui ont pris l'habitude du vin et des autres boissons fermentées. Plusieurs d'entre elles deviennent diarrhéiques si elles se livrent brusquement à l'eau, et cela d'autant plus facilement qu'elles mangent plus abondamment et qu'elles prennent plus d'alimens de propriétés disparates et de différens degrés de digestibilité. Dans ces cas, et chez tous les hommes, les alimens les moins nourrissans, les végétaux, passent dans les intestins long-temps avant que les viandes soient digérées, et ils produisent, chez les faibles , une diarrhée qui attire dans les intestins les viandes restées dans l'estomac, avant que la digestion en soit accomplie. C'est alors que s'établit une précipitation du mouvement péristaltique qui ne permet plus de faire une bonne digestion. Ce cas est souvent celui des personnes qui ne déjeûnent pas et qui font, sur le soir, un repas très copieux composé d'une grande quantité de mets différens.

On évite ces digestions imparfaites en se bornant, comme nous l'avons dit, à deux ou trois mets et en mangeant peu, ce qui n'oblige pas de boire avec abondance de l'eau pure ou de l'eau rougie. On se contente de prendre deux ou trois verres de cette dernière boisson, de la bière, ou bien du cidre, à chacun des deux repas que l'on substitue à un seul trop copieux qui exigerait une potation beaucoup trop large.

Quant aux liqueurs alcooliques, rien n'en peut justifier l'usage. Je tiens de bonne source l'anecdote suivante. La femme d'un tonnelier de Vitry-sur-Seine venait de prendre *son vin blanc* du matin, à jeun, selon son ancienne coutume. Elle se sent mal à l'estomac. Pour y remédier, elle prend *son café* ; la douleur augmente. Elle prie alors son mari de lui donner *son petit verre*. A peine l'a-t-elle avalé, que les douleurs de l'estomac redoublent et que les vomissemens paraissent ; viennent aussitôt l'asphyxie et la cyanose, et, en moins de deux heures, cette femme n'existait plus.

Tel a été, tel peut être, et tel sera, sans doute, en plus d'un autre pays, le résultat de la vieille habitude conservée par le peuple, qui ne suit jamais que de fort loin les améliorations de tout genre qui s'introduisent dans les classes instruites, de boire un verre d'eau-de-vie le matin à jeun. Le peuple de

Paris y a substitué, jusqu'à un certain point, l'usage du verre de vin blanc. Mais cette boisson, quoique moins active que l'eau-de-vie ou le rhum, l'est encore assez pour faire une trop vive impression sur les parois de l'estomac, lorsqu'elles ne sont point défendues par les alimens.

Que nos faiseurs de théories chimiques transcendantes, nos mécaniciens à la moderne et nos ontologistes à groupes de symptômes, osent nier encore que le choléra n'a pas pour élément fondamental l'irritation !

Motifs des préceptes d'hygiène, préservatifs du choléra.

Afin que ces préceptes soient mieux compris, il faut en développer les motifs en se reportant aux explications que nous avons données de la modification des voies digestives qui prépare les congestions cholériques.

Les nécroscopies prouvent qu'il y a dans l'inflammation cholérique du tube digestif une beaucoup plus grande quantité de sang que l'on n'en trouve après les autres inflammations de cet organe, et que ce sang ne se borne pas à une congestion ordinaire, mais fournit à la membrane interne et aux follicules sécréteurs de la mucosité, des liquides séreux et muqueux qui surchargent ce tube, et ne peuvent être expulsés que par des

contractions réitérées. D'autre part, les symptômes nerveux, c'est-à-dire les douleurs, l'angoisse
et les crampes, attestent que ces contractions
exaspèrent prodigieusement la sensibilité des nerfs
de l'organe, et répandent le désordre de l'irritation
dans tout le système nerveux, et surtout dans
celui de la moelle épinière.

En effet, la priorité si fréquente de la supersécrétion du canal, c'est-à-dire des vomissemens et de
la diarrhée fait présumer que, dans un bien grand
nombre de cas, l'irritation congestive et sécrétoire
précède l'irritation nerveuse, que celle-ci est purement locale, c'est-à-dire bornée à la muqueuse
du canal digestif dans le début, et qu'elle ne devient intense et ne se généralise dans l'appareil
nerveux que par l'effet des efforts répétés d'exoné-
ration des produits sécrétés, c'est-à-dire par les
vomissemens et par les selles.

Il résulte clairement de ces deux ordres de
faits, que l'on doit éviter, avec le plus grand soin,
toutes les causes qui tendent à augmenter les sécrétions du canal, à l'obliger à des efforts convulsifs pour les expulser, à y exaspérer l'irritabilité, la sensibilité, et à y attirer le sang dont l'afflux
est toujours la conséquence de ces différens genres
d'excitation.

Si maintenant on se rappelle que plusieurs choléras sont déterminés par les boissons alcooliques,

par la colère, par toutes les passions qui exaltent la sensibilité ; que d'autres choléras commencent par une extrême sensibilité de l'estomac sans évacuation, sans colique même, et avec une irritation des centres nerveux contenus dans le crâne et dans le canal vertébral ; si l'on réfléchit, que, dans les pays équatoriaux, le choléra est souvent sec, et que les symptômes nerveux, c'est-à-dire les douleurs et les convulsions, l'emportent sur les phénomènes sécrétoires ; si, dis-je, on a tous ces faits bien gravés dans la mémoire, on admettra sans peine que, malgré le rôle important que jouent les évacuations dans cette cruelle maladie, le danger ne vient point de l'abondance des sécrétions et de l'épuisement des fluides, mais bien de l'excès de l'irritation des centres nerveux, qui s'oppose à leur innervation régulière sur le cœur.

Cela posé, les règles d'hygiène déjà tracées ont trouvé leur explication, et l'on comprend aisément pourquoi nous ajoutons, au conseil de ne point solliciter les sécrétions du canal digestif, le conseil non moins important d'écarter, avec un soin égal, toutes les influences qui tendent à augmenter la pléthore ou la surabondance du sang, et à exaspérer l'activité du système nerveux.

En effet, trois élémens morbides sont saisissables dans le choléra : la surabondance de sécrétion, la congestion du sang et le trouble excitatif de l'innervation qui s'affaiblit par son propre excès, et manque au principal moteur de la circulation : d'où résulte la stagnation, le défaut d'oxigénation du sang et la perte de l'irritabilité des tissus.

On n'objectera pas que la rétraction des doigts, après la mort, dépose contre cette perte de l'irritabilité ; car nous avons fait remarquer qu'elle n'arrive que chez les sujets dont la mort a été rapide, et qui, par conséquent, ont succombé par l'excès des troubles nerveux, et nullement chez ceux qui ont vécu plusieurs jours dans l'état cyanique, c'est-à-dire dont les tissus ont été long-temps en contact avec le sang noir. En effet, il faut peu de temps à l'homme pour mourir, lorsqu'il souffre beaucoup et qu'il est généralement et vivement convulsé, et, dans ces cas, toute l'irritabilité de ses muscles n'est pas éteinte, surtout si l'on a pris le funeste soin de l'exalter par les stimulans. Au contraire, il est prouvé que cette irritabilité est constamment anéantie lorsque les souffrances ont duré long-temps à un moindre degré, et lorsque des congestions inflammatoires persévérantes ont ramolli les tissus de ces viscères par la stagnation de fluides qui, n'étant plus échangés, ont préparé la dissolution et la décomposition des solides. C'est une vérité à laquelle un grand nombre de médecins superficiels et peu faits pour la méditation n'ont point encore voulu se rendre, quoiqu'elle leur eût été démontrée un grand nombre de fois et sous les formes les plus propres à la faire facilement saisir.

Maintenant appliquons tout ceci : si chacun des trois élémens que nous venons de reconnaître comme constitutifs du choléra peut présider à la préparation ainsi qu'à l'explosion de cette maladie, ce que nous n'hésitons pas à professer (abstraction faite toujours d'une cause première qui ne peut qu'être supposée, étant hors de la portée de nos sens), il est clair que les bases de l'hygiène préservative du choléra sont définitivement établies. En effet , il est de la dernière évidence qu'il importe beaucoup de joindre au soin scrupuleux d'éviter tout ce qui peut agacer les sécréteurs du tube digestif et à l'attention d'écarter tous les genres d'excitation capables d'exaspérer la sensibilité ou de suractiver l'innervation, la double précaution de prévenir la trop grande génération du sang, qui produirait la pléthore , et d'écarter les perturbations fonctionnelles qui pourraient accumuler le sang dans quelques viscères et préparer des congestions. De là les conseils sans cesse répétés par les bons médecins de manger peu pendant le règne du choléra , lors même que la digestion se ferait de la manière la plus parfaite, sans aucune tendance au dévoiement; d'éviter les grandes fatigues et les violens efforts , qui accumulent beaucoup de sang, non seulement dans les poumons et l'encéphale, mais aussi dans le foie et dans les parois de l'estomac ; de réprimer l'essor de la colère, qui produit toutes ces congestions et qui exalte subitement la sensibilité de l'estomac ; enfin de se modérer le plus possible sous le rapport des rapprochemens sexuels, attendu que l'acte générateur a constamment le double effet d'irriter tous les nerfs pour les jeter ensuite dans le collapsus, et d'amasser une grande quantité de sang dans les principaux viscères, comme le savent tous ceux qui s'y adonnent sans ménagement, quoiqu'ils soient affectés du cœur, des poumons ou de l'estomac. Cet acte perturbateur a d'ailleurs le fâcheux inconvénient de troubler la digestion et de faire ainsi passer dans les intestins des matières propres à les irriter et à suractiver leur sécrétion, genre de désordre dont nous avons plus haut fait apprécier toutes les conséquences. Le docteur Sophianopoulo assure qu'il a plus d'une fois vu le choléra-morbus faire subitement explosion à la suite des approches sexuelles, comme après les emportemens de colère, sans qu'il ait pu découvrir aucune autre cause déterminante.

Il résulte encore des considérations qui précèdent que les femmes ne doivent rien faire qui puisse déranger le flux menstruel, et que les médecins qui les soignent doivent s'imposer la loi de rappeler ce flux le plus tôt possible, lorsqu'il a été supprimé, ou de prévenir, par des émissions sanguines, par des révulsifs et par un régime sévère, les congestions viscérales qui pourraient survenir par suite de cette suppression.

Au moyen de ces précautions, le choléra sera très probablement prévenu. Toutefois, il est une autre prédisposition des organes digestifs dont je m'aperçois qu'il n'a point encore été question sous le rapport prophylactique : je veux parler des vers, qui résident, pour la plupart, dans la cavité des intestins grêles. Il n'est pas toujours facile de s'assurer de leur existence ; mais, comme ils ne peuvent manquer de produire des phénomènes d'irritation dans le tube digestif, les médecins qui les découvrent chez leurs cliens, feront bien de les combattre par les moyens qui leur sont connus, et, s'ils réussissent, les vers auront aussi disparu. Quant aux cas où l'existence de ces animaux est prouvée par leur sortie, qui a lieu de temps à autre, on doit, pour y remédier, faire succéder l'emploi de quelques anthelmintiques peu irritans, tels que les huiles, les substances grasses, à celui des moyens antiphlogistiques, afin de remédier aux vers sans exaspérer l'irritabilité du canal. L'eau qu'on a fait bouillir sur le mercure cru convient, surtout associée avec des huiles ou du lait. Cette pratique vaut beaucoup mieux que l'usage des purgatifs drastiques alternés avec les vermifuges amers, âcres, nauséeux; ou avec les oxides minéraux que la routine ne cesse d'employer malgré les graves irritations gastro-intestinales qui en résultent.

On désirera peut-être que nous disions notre avis sur la manière d'agir de la peur, ce puissant déterminatif du choléra. De toutes parts on répète que la peur est une passion éminemment sédative, surtout lorsqu'elle est portée au degré que l'on nomme terreur. En effet, dans le règne animal, elle stupéfie la proie et la livre sans défense à l'animal carnassier. Mais est-ce une raison pour admettre qu'elle ne soit point irritante ? nous ne le pensons pas ; car s'il est vrai, comme nous l'atteste le professeur Spurzheim, qu'elle est le résultat de l'action d'un organe de l'appareil encéphalique, elle doit être un phénomène actif, ainsi que tous les autres instincts. Ce qui confirme cette idée c'est que la peur donne souvent des jambes. *Pedibus timor addidit alas.* Si donc elle peut activer les mouvemens musculaires, on doit croire qu'elle ne les paralyse que par l'excès de l'irritation cérébrale qu'elle produit. Or les faits prouvent qu'en irritant le cerveau elle irrite aussi le cœur, qu'elle fait palpiter, le canal digestif qu'elle force d'expulser brusquement ce qu'il contient, la vessie sur laquelle elle produit le même effet. On peut donc concevoir que, bien qu'elle suspende parfois l'action du cœur, d'où la pâleur, et l'action des muscles, ce qui produit l'immobilité, elle peut, en irritant et congestant le cerveau et le canal digestif, servir de cause prédisposante au choléra.

J'arrive maintenant au traitement applicable aux symptômes qui marquent le début de cette redoutable maladie.

Traitement du choléra débutant, avec les explications physiologiques qui le justifient. Mode d'action des sueurs et des gaz. Les préservatifs.

Quand la maladie débute par quelques symptômes précurseurs, c'est ici l'instant du triomphe. On l'obtient plussouvent dans nos climats qu'entre les tropiques, attendu que les phénomènes vitaux marchent moins vite parmi nous; ce qui fait que nous pouvons rester plus long-temps dans les imminences morbides, et donne beaucoup d'avantages au médecin qui s'est exercé à reconnaître les nuances légères, mais croissantes, des irritations viscérales qui d'ordinaire préparent nos maladies aiguës, et en déterminent l'activité.

Losqu'un malade commence à avoir une petite diarrhée, lorsque, sans cause connue, un homme qui obéit au besoin sent son ventre se vider brusquement, quelquefois au milieu de la nuit, et qu'après l'évacuation des matières stercorales il voit sortir un liquide blanchâtre, comme laiteux; cet homme est attaqué du premier degré du choléra. Il est alors très facile de le guérir. Il y a des médecins qui se contentent de donner de l'eau de riz, du diascordium, et autres drogues semblables, et de diminuer la nourriture : ce sont des demi-moyens ; allons donc vite au fait, retranchons toute nourriture, faisons promptement une application de sangsues à l'anus ; mettons le sujet dans un bain aussitôt qu'elles sont tombées, et puis obligeons-le à se coucher. S'il y a des douleurs d'estomac, qu'on lui pose des sangsues à l'épigastre ; s'il est fort et pléthorique, qu'on lui pratique une saignée abondante, et qu'on pose des cataplasmes chauds, laudanisés, sur le ventre. Par ces moyens actifs, on peut promettre la guérison, à moins que l'on n'ait affaire à des sujets dont les organes sont détériorés d'avance ; car il faut toujours faire exception de ces cas-là : c'est une éternelle vérité.

Quoiqu'on n'ait pas suivi rigoureusement cette méthode dans la pratique des médecins de Paris, on s'en est plus ou moins rapproché dans la majorité des cas, depuis la publication des deux leçons du Val-de-Grâce. La plupart des médecins ont apposé des sangsues à l'anus, ont prescrit l'eau de riz et le bain, qu'ils ont fait suivre du cataplasme ; et ils ont entretenu la sueur pendant un ou deux jours. Plusieurs y ont ajouté des lavemens narcotiques qui peuvent réussir lorsque l'irritation du colon n'est qu'à son début, et n'est lancée qu'avec une médiocre intensité. D'autres ont donné d'abord la petite potion laudanisée, et des boissons aqueuses chaudes, tantôt émollientes, tantôt stimulantes, et quelquefois d'antispasmodiques ou de légèrement sudorifiques, comme l'infusion de fleurs de guimauve, de camomille, de tilleul, etc. Ces ingestions n'ont pas fait de mal lorsque l'irritation ne débutait pas simultanément par l'estomac et par l'intestin colon. Mais le succès n'a jamais été aussi prompt ni aussi sûr que par l'eau froide prise en quantité fort exiguë et par la glace. Enfin, ce dernier traitement l'a emporté même chez les plus fiers éclectiques, aussitôt qu'ils ont imaginé de déclarer à leurs cliens qu'il n'était pas de l'invention des médecins physiologistes. De là le nombre immense de choléras supprimés dans leur début ; de là, la moindre mortalité à Paris que dans beaucoup d'autres villes.

Quant aux cas où les entéro-colites et les gastro-duodénites se sont trouvées intenses dès le premier moment, ceux-là n'ont point été guéris par ces médications éclectiques. Ou le choléra s'est prononcé avec violence, ou les malades sont restés souffrans, dans un état subfébrile avec des gastro-entérites qui, après avoir tardé plusieurs jours à passer à l'état vraiment cholérique, ont fini par s'élever jusqu'au typhus, ou sont restées chroniques, et durent encore.

Nous avons fréquemment été appelé pour ces guérisons manquées, et nous les avons mises à fin en prescrivant la saignée ou les sangsues, soit à l'anus, soit à l'épigastre, ou dans les régions iliaques, avec addition de la glace prise à l'intérieur sans boire, et de l'abstinence la plus sévère. Mais le sort des malades chez lesquels le choléra avait vaincu, après deux ou trois jours d'hésitation, la résistance de ce traitement à bascule, a été bien différent; rien n'a pu les rappeler à la vie : ils sont morts très promptement dans les souffrances les plus atroces.

Ces malheurs arrivent surtout chez les personnes qui se sont contentées de traiter leurs diarrhées par des demi moyens, tel que l'eau de riz, quelques lavemens et quelques potions narcotiques ou antispasmodiqes, et la simple diminution de leur nourriture. Le flux cesse ; le malade, pressé par la faim, s'y abandonne joyeusement dans un repas soit chez lui, soit chez un ami ; il se dédommage de cette abstinence en mangeant plus qu'à l'ordinaire et en buvant quelques verres de bon vin de plus, à la santé des cholériques. Peu d'heures après, les accidens se déclarent, et le malade est entraîné en deux ou trois heures. Plusieurs personnes estimables et précieuses pour la société ont péri sous nos yeux de cette manière, trop rassurées par des médecins éclectiques ou par des docteurs sans conviction, qui accèdent à tous les désirs, à tous les caprices de leurs malades, et qui se vantent de ne pas croire à la science qui leur procure une existence si brillante dans l'ordre social.

Pour prévenir ces malheurs il suffira de se rappeler les données physiologiques que nous avons établies plus haut sur le mode de formation du choléra. Il est souvent, avons-nous dit, précédé d'une congestion sécrétoire qui se forme avec lenteur dans les intestins. Si l'on se borne à en affaiblir les premiers résultats, c'est-à-dire une légère diarrhée accompagnée de coliques supportables, par les astringens et les narcotiques, on n'opère qu'une médication palliative, dans la majorité des cas. La congestion n'est que ralentie ; elle pourrait cesser si l'abstinence était assez prolongée ; mais poussées par l'instinct de l'alimentation qui n'est point paralysé, les personnes s'y abandonnent, et dès lors la marche de la congestion devient précipitée et bientôt funeste.

C'est après avoir observé *ces marches insidieuses et traîtresses de l'entité choléra*, que nous comprîmes la nécessité d'imprimer aux mouvemens vitaux et aux fluides qui les suivent, une direction opposée à celle qui tend à accabler le tube digestif. Les sueurs nous semblèrent le meilleur moyen. Nous savions qu'on y avait eu recours avec succès en Pologne ainsi qu'en Russie; que plusieurs malheureux, parmi les peuples de ces contrées, s'étaient sauvés en se mettant dans leurs fours, pour y suer pendant quelque temps. Nous n'ignorions pas qu'on en avait arraché d'autres à la mort en les enveloppant de foin chauffé dans l'eau bouillante, pour le même objet.

Ces exemples auraient dû fixer la théorie thérapeutique des praticiens; mais toujours les boissons chaudes et stimulantes intervenaient comme condition *sine qua non* du succès de la chaleur extérieure, et souvent l'irritation qu'elles provoquaient en retenant l'action vitale dans les viscères, annulait les effets salutaires de la sueur, et replongeait les médecins dans les angoisses de l'incertitude. D'ailleurs, ce traitement n'était pas assez doctoral, il ne laissait point de place aux prescriptions des formules magistrales. Ces praticiens le méprisèrent donc pour revenir aux potions élégamment formulées et chargées d'élémens chimiques qui s'accordaient merveilleusement entre eux pour ne pas se décomposer; mais qui toujours avaient un effet fâcheux. Ces graves, mais préjudiciables niaiseries nous firent sentir le besoin de donner une base solide, c'est-à-dire vraiment physiologique à la théorie de la formation et de la guérison du choléra.

Plusieurs exemples de guérisons subites des prodrômes du choléra par des sueurs copieuses excitées au moyen de l'atmosphère des machines à vapeur, chez quelques imprimeurs de Paris et dans d'autres ateliers, sans l'intervention des boissons chaudes, sont venues à propos confirmer l'utilité de cette théorie. Les sueurs guérissent seules lorsque la maladie est à son début, et quelquefois malgré les boissons chaudes; mais si celles-ci ont un autre élément d'excitation que leur température, elles peuvent, par la raison que nous venons de donner, s'opposer à la guérison. Elles doivent donc être écartées, quels que soient les ingrédiens qu'on se propose d'y faire entrer, parce qu'il n'y a aucun moyen de prévoir si leur stimulation centripète l'emportera sur la stimulation centrifuge de la chaleur extérieure. La glace, ou à son défaut, l'eau froide, à petites doses, méritent la préférence.

Plusieurs praticiens craignent que ces ingestions froides ne suppriment la sueur. Cette crainte n'est pas fondée, elles l'entretiennent au lieu d'y mettre obstacle; l'expérience nous en a fourni la certitude autant de fois que nous avons eu l'occasion de la répéter. Elles font plus, elles les provoquent seules à l'aide des couvertures, et surtout après les saignées, sans même qu'on soit forcé de recourir aux bains chauds. Nous allons plus loin encore : l'expérience nous a prouvé qu'on obtient, sans le secours de ce dernier moyen, des sueurs fort abondantes chez des personnes qui n'ont presque jamais sué. Notre conviction n'est pas moins grande sur ce point que sur celui qui précède ; et ces faits, bien constatés et dignes de toute confiance, élargissent singulièrement le champ de la thérapeutique , et mettent les praticiens fort à leur aise.

Une condition de succès dans l'emploi de la méthode révulsive par les sueurs, c'est qu'elles persistent pendant un certain temps. Si on se hâte de les interrompre , la direction vers le canal digestif n'est pas détruite. Les évacuations recommencent , ou les sujets restent malingres , avec de petites coliques , une disposition à la diarrhée ou au vomissement lorsqu'ils veulent augmenter la quantité de leur nourriture , en un mot des gastrites ou des entérites qui tendent à la chronicité, puisque nous les observons encore présentement chez plusieurs personnes. Il nous a semblé utile que les sueurs fussent maintenues au moins pendant deux jours, ou , règle générale , jusqu'à ce que tous les symptômes de l'irritation gastro-intestinale fussent dissipés.

Tels sont les moyens les plus sûrs pour prévenir l'explosion du choléra-morbus épidémique. Il vaut mieux les employer de bonne heure que d'en ajourner la prescription sous prétexte que la maladie n'est pas encore déclarée ; dût-on s'entendre reprocher que l'on n'a guéri que de faibles et impuissantes cholérines. Au surplus, nous pouvons affirmer ici en toute vérité, et sur notre honneur, que cette méthode réussit également, lorsque les évacuations séreuses, les crampes, l'asphyxie et la cyanose ne laissent aucun doute sur l'existence du véritable et légitime choléra : seulement on est alors obligé de poursuivre l'irritation par les saignées locales dans tous les lieux où elle devient successivement prédominante, nécessité qui n'existe pas, lorsqu'on attaque cette maladie dans ses prodrômes.

Quant aux personnes qui ont d'anciennes affections organiques, surtout si elles sont âgées, on ne peut se flatter de les guérir avec autant de facilité.

Néanmoins j'y suis parvenu plusieurs fois, et contre mon attente, par le traitement dont on vient de lire les détails.

J'ai réussi chez une dame hydropique dont le ventre était rempli d'eau depuis plusieurs mois, et qui avait subi sept ponctions. La guérison a été très prompte chez les personnes qui avaient supporté un régime sévère, pendant plusieurs années, pour se délivrer de gastrites et d'entérites extrêmemement rebelles. Elle ne l'a pas été moins chez une dame qui, par cette hygiène, avait été péniblement délivrée d'un engorgement du foie avec jaunisses réitérées; maladie qui avait immolé sa mère et qui devait l'emporter elle-même il y a huit ans, selon l'opinion de plusieurs médecins. Elle venait d'éprouver pendant le cours de l'hiver une atteinte de catharrhe fébrile, et, peu après, une gastro-entérite également fébrile causée par l'impression du froid. J'avais été obligé de lui faire perdre beaucoup de sang, relativement à ses forces, pour triompher de ces deux maladies aiguës. Il y avait à peine trois semaines qu'elle était convalescente de la dernière; à peine sortait-elle de sa chambre, lorsque les prodrômes du choléra éclatèrent. Elle les dissimula pendant toute une nuit, voulant respecter le sommeil de ses domestiques. Au matin, les selles étaient complètement cholériques, deux vomissemens avaient existé; la langue était déjà froide, les yeux bien cholériques, et les crampes continues. Cependant, les sangsues renouvelées continuellement, et même jusqu'à défaillance, à cause d'une anxiété précordiale toujours renaissante; la glace, presque sans boisson, seulement avec des cuillerées d'orangeade, et les couvertures chaudes, on enlève cette maladie en trois jours au milieu des sueurs. J'ajouterai que la convalescence a été rapide, et que cette dame, l'une des plus connues de Paris, se porte mieux aujourd'hui qu'avant ses trois maladies successives.

Ces succès, qui avaient été précédés d'un assez bon nombre d'autres à peu près semblables chez des porteurs de gastrites , de duodénites avec gros foie et d'entérites de plusieurs années , m'ont prouvé que ces maladies peuvent exister long-temps chez les sujets d'une bonne constitution sans altérer la texture de la membrane muqueuse du tube digestif, pouvu que les malades ne soient pas superstimulés sous prétexte de fonte, d'obstructions , ou de restauration. En général, le danger, dans le choléra , est , comme nous l'avons dit , en raison de l'irritabilité des hommes ; et c'est pour cette raison qu'il est plus formidable dans les pays chauds que dans nos climats. Mais l'abus des médicamens amers, narcotiques, âcres, et des préparations minérales que l'on prodigue aux porteurs de gastrites et d'entérites chroniques, élève leur susceptibilité au niveau de celle des habitans de la Zone Torride; à plus forte raison subissent-ils cette métamorphose lorsqu'ils ont eu affaire à des chauffeurs browniens qui ont long-temps sué à relever le ton de leur canal digestif, par des viandes noires, des vins forts, des teintures amères, malgré les douleurs et les ardeurs d'entrailles qui en résultaient. Le même sort attend ceux dont les irritations gastro-intestinales ont été qualifiées de névralgies , et traitées en conséquence par des moyens analogues aux précédens, auxquels on a souvent encore ajouté les narcotiques, aujourd'hui très multipliés et parfaitement épurés dans nos officines.

A cette occasion, je dirai que l'opium a paru à quelques médecins le remède spécifique par excellence, non seulement des prodrômes, mais encore du choléra complet, malgré l'effrayante stupeur qui l'accompagne. Les douleurs ont été suspendues pour quelques heures ; mais, si j'en crois des témoins oculaires, les morts ont été subites et simultanées chez un grand nombre de victimes.

Il nous reste à dire un mot sur le traitement du choléra, par les gaz. Les chimistes surtout ont cherché à l'accréditer, mais leurs tentatives pour envahir la médecine a été vaine encore cette fois, car les praticiens veulent réussir, et les malades veulent guérir. On a successivement proposé, à notre connaissance, le gaz oxigène, le chlore, ou l'acide hydrochlorique, et le gaz oxidule ou protoxide d'azote, appelé aussi gaz exhilarant. On se figurait alors qu'il ne s'agissait d'autre chose, pour guérir le choléra, que de ranimer la circulation, comme les médecins de l'Inde, cités par M. Gravier ; voulaient *ranimer les pouvoirs vitaux*. On a donc fait respirer d'abord l'oxigène, mais il n'a réveillé que momentanément la circulation, et bientôt le collapsus a reparu, et a fait de nouveaux progrès. L'acide hydrochlorique a été essayé sous ma direction, dans l'hôpital du Val-de-Grâce ; il a quel-

quefois rendu pour un instant la circulation moins
languissante ; mais ni le premier de ces gaz que
nous avons vu employer en ville , ni le second que
nous avons employé chez nous , n'ont seulement
facilité l'écoulement du sang par les saignées **et**
les piqûres de sangsues ; leur effet n'a été que
fugitif. L'acide hydrocyanique gazeux a même
redoublé , chez quelques malades, l'ardeur des
entrailles ; et eux-mêmes ont demandé qu'on les
délivrât de son action qui rendait leurs souffrances
plus insupportables.

Quant au gaz oxidule d'azote , je n'en ai point
observé les effets ; mais que peuvent tous ces agens
si faibles, si volatiles, sur une maladie de la nature
du choléra ? Comment ranimeraient-ils et régu-
lariseraient-ils l'action du cœur , lorsqu'elle est
entravée par une irritation générale du tube digestif ? par quelle vertu résoudraient-ils l'énorme congestion sanguine de l'abdomen , ou rappelleraient-
ils la masse du sang des vaisseaux de l'abdomen ,
dans ceux des parties extérieures du corps ?

Les philantropes qui ont tourné leur confiance
de ce côté n'ont donc embrassé qu'une chimère ,
et le temps presse de leur enlever toutes ces illusions , afin qu'ils puissent utiliser leur bienveil-
lante sollicitude en la dirigeant vers le soin constant de procurer aux malheureux qui sont menacés
du choléra , des vêtemens de laine , de bons ali-

mens, l'allègement des travaux qui les épuisent, de la glace lorsqu'ils en auront à leur disposition, des sangsues qui vont devenir fort chères si le choléra continue à parcourir la France, et les moyens de prendre un repos absolument nécessaire dans leur convalescence, afin de les préserver des rechutes.

La question des gaz, comme remèdes, nous conduit à celle du chlorure de chaux comme préservatif du choléra. Evidemment cette substance ne jouit d'aucune vertu préservative, spécifique ; mais il est toujours bon que le peuple prenne l'habitude de s'en servir pour désinfecter ses habitations.

Quant au camphre, dont des influences, respectables par leur objet, ont rendu l'acquisition obligée pour une foule de personnes crédules ou timides, sa présence dans les maisons, son séjour dans la poche des hommes ou dans les sacs de nos femmes, est sans aucune utilité pour les préserver du choléra. Il a de plus, pour les personnes qui ne sont pas, comme les apothicaires et les droguistes, accoutumés à la haute fragrance de son arome, l'inconvénient de donner des migraines, de causer une sorte d'ivresse et d'irriter le système nerveux, lésions qui seraient plutôt déterminatives que préservatives du choléra, pour celles qui s'y trouveront prédisposées.

L'ail a trouvé aussi beaucoup de partisans, non

seulement comme amulette, mais encore comme assaisonnement ou condiment de leurs mets. Dans ce dernier emploi il peut devenir préjudiciable aux personnes déjà prédisposées, car c'est un irritant assez énergique de l'estomac. Dans le premier, il n'a d'autre inconvénient que de blesser l'odorat des personnes délicates qui s'approchent de trop près de ceux qui ont jugé à propos de s'en parfumer.

Il faut que le médecin ait le courage de dire toute la vérité aux citoyens qui lui demandent des conseils sur la manière de se préserver du grand fléau, et qu'il ne craigne pas de dissiper les illusions ridicules dont on les a bercés, et sur lesquelles on est maintenant forcé de revenir de la manière la plus authentique. Le même courage doit suivre l'homme de l'art aux lits des malades, où, comme on ne l'a que trop vu, les plus légères concessions peuvent entraîner des conséquences irréparables.

Prenons garde, soyons fermes avec les malades, n'accordons rien qui puisse redonner l'essor à la maladie comprimée. De cette manière, l'art de guérir justifiera son titre, en diminuant d'une manière inespérée, parmi les nations stupéfaites, les ravages du choléra.

FIN.

PIÈCES JUSTIFICATIVES.

PREMIÈRE PIÈCE.

Ire DIVISION MILITAIRE. — *PLACE DE PARIS.*

HOPITAL MILITAIRE DU VAL-DE-GRACE.

Sur la demande de M. Broussais, médecin en chef de l'hôpital militaire d'instruction du Val-de-Grâce à Paris, et d'après l'autorisation de M. le sous-intendant militaire chargé de la police des hôpitaux militaires de la place de Paris, je soussigné, officier principal d'administration, directeur dudit hôpital, déclare que vers la fin du mois d'avril dernier:

« Une personne se disant attachée au secrétariat-général du ministère du commerce et des travaux publics, s'est présentée à mon bureau vers trois heures après midi, de la part de M. Edmond Blanc, secrétaire-général dudit ministère, pour me demander un relevé par service de chacun de MM. les médecins du Val-de-Grâce, des cholériques entrés, sortis, guéris, morts et restant en traitement, à l'époque où cette demande m'a été faite.

» La personne qui m'a fait cette demande n'a pas dit son nom : c'était un jeune homme de vingt-cinq à trente ans, d'une taille élancée et assez élevée, figure très brune et maigre, nez un peu épaté, cheveux, barbe et sourcils noirs, œil grand et très vif, un peu enfoncé, parole très brève et précipitée, montrant beaucoup d'assurance. Il était porteur d'un rouleau de papiers assez volumineux, qu'il tenait sous son bras; il les a déployés sur une table, et, pour justifier la démarche qu'il faisait auprès de moi, il m'a fait remarquer les états de situation des cholériques que M. le ministre de la guerre a ordonné à tous les hôpitaux militaires de la place de Paris de fournir chaque jour à M. le ministre du commerce. Ces états sont nominatifs, sans distinction des services de MM. les médecins qui les traitent. Ils portent en résumé et numériquement les restans de la veille au matin, les entrans du jour, ceux sortis, ceux morts, et enfin les restans à l'hôpital; j'ai reconnu les états du Val-de-Grâce, ceux de l'hôpital militaire des Invalides et du Gros-Caillou, et j'en ai vu des hospices civils.

» J'ai dit à cette personne que, malgré la présentation de tous ces papiers, qui pouvaient faire croire jusqu'à un certain point à la mission dont elle disait avoir été chargée par M. Edmond Blanc, secrétaire-général du ministère du commerce et des travaux publics, je ne fournirais aucun des renseignemens demandés sans une autorisation formelle de M. le ministre de la guerre, laquelle devait m'être transmise officiellement par la voie hiérarchique établie dans l'administration militaire; qu'il n'avait qu'à faire écrire à ce sujet par M. le ministre du commerce à celui de la guerre, et que jusque là je ne communiquerais rien. Ce particulier s'est retiré, disant que dans le jour même il serait écrit dans ce sens au ministre de la guerre par celui du commerce.

» Le lendemain il est revenu vers midi, toujours ayant sous le bras le même rouleau de papiers qu'il avait la veille,

pour me demander si j'avais reçu les ordres de M. le ministre
de la guerre, pour lui fournir les notes qu'il désirait avoir,
m'assurant qu'en rentrant la veille au ministère du commerce, il avait fait écrire au ministre de la guerre pour me
faire donner l'autorisation en question, que je devais avoir
reçue. Je lui répondis que je ne l'avais point reçue, et que
jusque là je persistais dans mon refus de lui fournir des in-
formations.

» Je crus devoir rendre compte dès le même jour, à M. le
sous-intendant militaire chargé de la police de l'hôpital, de
ce qui arrivait, et de l'insistance du soi-disant commis du
secrétariat-général du ministère du commerce. Il approuva
ce que j'avais fait, et m'engagea à ne rien fournir jusqu'à ce
qu'il m'eût transmis les ordres du ministre de la guerre.

» Le jour d'après, le même particulie , toujours avec son
rouleau de papiers sous le bras, est revenu à la charge, me
témoignant sa surprise de ce que je n'avais pas encore reçu
les ordres qu'il avait fait solliciter auprès de M. le ministre
de la guerre.

» Il était alors auprès d'un bureau où un employé était
occupé à prépar-r un travail relatif aux cholériques, qui
devait être remis le lendemain à M. le sous-intendant militaire chargé de la police de l'hôpital. Il eut l'air d'observer
avec beaucoup de curiosité les papiers épars sur la table; il
voulut même y toucher et les voir de plus près On lui fit
remarquer son indiscrétion. Je lui dis que je n'avais pas
encore reçu d'ordres, et que je ne lui donnerais rien jusqu'à
ce que je les eusse reçus. Depuis je ne l'ai plus revu, et
n'ai pas reçu d'ordres. S'il a recueilli des chiffres sur la
table, cette indiscrétion n'a pu lui donner que des résultats
très imparfaits; car pour avoir un travail exact sur cet objet,
il fallait faire des dépouillemens, de concert avec MM. les

médecins traitans, qui seuls connaissent les mutations opérées dans leur service ; toute autre manière ne pouvait produire que des résultats incertains et même fautifs, et si le
particulier en question s'est prévalu de chiffres qu'il aura
pris à la volée, son indiscrétion n'a pu que l'induire en erreur. Il est donc constant que je ne lui ai donné aucune note
ni renseignement, et que j'ai fourni uniquement soit au
ministre de la guerre, soit à celui du commerce, soit aux
autorités qui m'ont été indiquées, les seuls états sus-dési-
gnés, en vertu d'ordres positifs.

Paris, le 11 mai 1832.

L'officier principal d'administration, directeur,
Signé BOURDIN.

Vu par nous, sous-intendant militaire chargé de
la police de l'hôpital militaire du Val-de-Grâce.
Signé EVRARD.

SECONDE PIÈCE.

La pièce précédente contient toute l'histoire des suppôts de la médecine brouillonne des entités, réduite aux abois. N'ayant aucun argument supportable à opposer aux médecins physiologistes, qu'ils trouvent toujours inexpugnables sur le terrain de l'observation physiologique, ils n'ont plus de ressource que dans la fureur et dans l'imposture. Ils essaient de persuader au public que nous n'obtenons pas dans la pratique les résultats que nous annonçons. Ils cherchent aussi à brouiller le médecin en chef du Val-de-Grâce avec ses collaborateurs, en flattant l'amour-propre de ces derniers par les avantages qu'ils leur accordent sur lui dans les résultats nécrologiques. Cette tentative, qu'ils avaient faite autrefois, ne leur ayant pas réussi, ils la renouvellent aujourd'hui dans l'espoir d'un meilleur succès. Ils ont vu cependant, avec tout le public, qu'il existe toujours un accord parfait entre le professeur Broussais et les autres professeurs du Val-de-Grâce, ses collaborateurs, puisque ceux-ci n'ont point cessé de déposer dans les *Annales* les résultats de leurs observations et d'y consigner des principes de médecine parfaitement semblables aux siens ; mais cette preuve authentique de l'identité de nos doctrines ne les a point fait renoncer à leur projet : ils ont pensé que le choléra-morbus serait une belle occasion, et qu'il importait de la saisir pour semer la division parmi nous. S'ils parvenaient à prouver que les médecins du Val-de-Grâce ne sont pas d'accord, et que, avec une pratique opposée à celle de M. Broussais, ses collaborateurs obtiennent de meilleurs résultats, ils seraient au comble de leurs vœux ; ne pouvant y réussir, ils s'abstiennent d'aborder cette question, ils se contentent d'assurer que les guérisons sont plus multipliées dans le service des autres médecins du Val-de-Grâce que dans celui de M. Broussais, avec l'espoir que le public en tirera la conclusion que leurs principes de médecine, et par conséquent leur pratique, diffèrent des siens. Ils ne prennent point en considération un fait de haute importance : que M. Broussais, chargé de l'enseignement clinique, s'impose constamment la loi de rassembler dans ses salles des maladies graves, et que, par conséquent, lorsque ces maladies sont peu nombreuses dans l'hôpital, on en trouve toujours plus dans ses salles que dans celles de ses collaborateurs ; c'est ainsi que furent déposés dans son service les premiers cholériques qui parurent, et qu'il ne s'en trouva dans les autres que lorsqu'ils se furent multipliés au point que les salles de la clinique ne pouvaient plus y suffire. Ajoutons que le traitement que les autres médecins du Val-de-Grâce adoptèrent alors était le même que celui que M. Broussais avait institué.

Voilà les faits : maintenant, qu'il y ait eu quelques différences dans les résultats, et que ces différences aient été en faveur des autres médecins, question qui n'a pas été approfondie ; qu'en pourrait-on conclure, puisque la pratique a été la même, et puisque les chirurgiens de garde avaient reçu de M. Broussais l'ordre de faire déposer les cholériques les plus malades dans la clinique, ce à quoi ils étaient d'ailleurs portés par l'intérêt de leur instruction, attendu que M. Broussais leur donnait, sur ces malades, des détails et des explications que les autres médecins n'étaient point chargés de leur donner? Il suffit du plus simple bon sens pour comprendre que les choses n'ont pu se passer autrement.

Au surplus, M. Broussais n'a jamais eu l'idée de comparer ses résultats avec ceux de ses collaborateurs, et il ne l'aura jamais, quelles que soient les différences qui puissent s'y rencontrer. Son but n'est ni de se faire valoir aux dépens d'excellens amis qui tous professent la même doctrine que lui, en cas d'avantages nécrologiques en sa faveur, ni de descendre à des explications minutieuses pour se justifier dans le cas contraire : ces petitesses sont étrangères à son caractère bien connu. Heureux du bon accord et de l'uniformité de doctrines qu'il voit régner depuis si long-temps au Val-de-Grâce, il se contente de faire son devoir dans le poste qu'il doit à la confiance du gouvernement, et se place tranquillement au-dessus de la médisance et de la calomnie. Les autres médecins du même hôpital ont aussi toujours tenu la même conduite.

Paris, le 12 mai 1832.

Les médecins du Val-de-Grâce,

       Signé PIERRE,
       DAMIRON,
       GASC,
       BROUSSAIS.

SUPPLÉMENT.

Le choléra-morbus, après s'être ralenti, a repris de l'activité à la suite des évènemens des 5 et 6 juin, soit par l'effet de la fatigue et des émotions, et les excès dans le régime, que ces évènemens ont causées, soit par le développement de la chaleur atmosphérique suivie d'orages, et reparaissant avec une intensité nouvelle à la suite de ces orages, soit par une cause inappréciable pour nous.

Nous avons aujourd'hui, 20 juin, huit cholériques dans notre service, au Val-de-Grâce, et tous aussi fortement affectés que dans le début de l'épidémie. Nous les traitons par la méthode consignée dans cet ouvrage ; et tous, à l'exception de deux, sont hors de danger. L'un de ces deux malades était à l'hôpital pour une uréthrite que M. Desruelles ne traitait point par les préparations mercurielles, mais bien par le régime et les boissons adoucissantes, secondés par les bains généraux et locaux, et par les sangsues.

Cet homme était parvenu à la demi-portion ; jamais il n'avait eu plus d'appétit, et ne s'était mieux trouvé que le jour qui précéda la nuit où le choléra le saisit. Il n'avait point de diarrhée, et c'est par l'estomac qu'a débuté le choléra. Présentement encore l'irritation prédomine dans cette première section du canal digestif, quoiqu'elle n'en épargne aucun point. Ce fait et bien d'autres, qui sont à la portée de tous les médecins, donnent beaucoup à réfléchir : ils font voir que nous sommes loin de connaître toutes les prédispositions au choléra.

Cet homme prend de la glace, et avale de temps en temps, dans les intervalles, des cuillerées d'eau fraîche, car une épreuve récente faite sur deux autres nous prouve que les cuillerées d'eau chaude augmentent le vomissement et la diarrhée ; il est déjà un peu moins mal.

Tous ceux, au nombre de six, qui sont en voie de guérison, ont eu des sangsues à l'épigastre, seulement lorsqu'il n'y avait point de diarrhée ; à l'épigastre et à l'anus en même temps lorsque la diarrhée coexistait avec le vomissement. En même temps aussi on leur faisait prendre la glace, et tout cela sans qu'on ait attendu la réaction, car plusieurs avaient le pouls insensible, la peau brune ou bleuâtre, et l'extérieur du corps tout refroidi. Tous aussi prenaient, avec la glace, de petites cuillerées d'eau intercalées, à cause de la soif, mais nous avons continué de vérifier que ces petites quantités d'eau suffisent dans bien des cas pour entretenir le vomissement et la diarrhée, et qu'on n'arrête ces deux évacuations qu'en retranchant toute ingestion liquide pour se borner à celle de là glace (1).

Depuis la première édition, nous avons lu la plupart des brochures qui ont été publiées, à Paris, sur le choléra, et cette lecture nous a inspiré un article qui sera inséré dans les *Annales de la médecine physiologique*, cahier de mai, qui se trouve en retard.

Nous n'avons point été surpris de la divergence des opinions des médecins sur cette maladie. Toutes les fois que l'esprit s'exerce sur un sujet où l'observation est difficile, on ne saurait compter sur l'unanimité parmi les observateurs, quoiqu'il s'agisse de faits matériels. C'est aussi parce que les faits sont multipliés, complexes, faciles à confondre les uns avec les autres, que les médecins ne sauraient se trouver d'accord dans la question du choléra ; c'est surtout parce que tous les faits dont la connaissance serait nécessaire pour bien juger ne sauraient parvenir jusqu'à nos sens. Telles sont celles de la cause première et du siége primitif de l'affection.

Nous avions proposé sur la question du choléra, comme sur toutes celles de la pathologie interne,

(1) Les deux malades mentionnés plus haut sont morts. Nous donnerons l'état de ces nouveaux cholériques plus tard.

que l'on fît le partage de ce qui est sensible, et de ce qui ne l'est pas, et que l'on se bornât à tirer des conclusions de la première de ces deux séries. Ainsi, la cause première du choléra n'étant point connue nous désirions qu'on ne la fît entrer pour rien dans les caractères de la maladie, et dans les élémens des indications curatives. En faisant le contraire, on crée une entité abstraite incomplète, car on ne voit qu'une partie des élémens qui la composent.

Le siége primitif pouvant être mis en doute, nous formons également le vœu qu'on en fasse abstraction. En effet, il importe peu que la cause inconnue porte sa première action, qui n'est pas mieux connue qu'elle, sur les papilles nerveuses du tube digestif, sur les nerfs de la muqueuse pulmonaire, sur ceux de la peau, en un mot sur la substance ou matière nerveuse des membranes de rapport, ou bien que cette cause ne devienne perturbatrice pour l'économie qu'après avoir pénétré jusqu'aux centres nerveux, soit en parcourant les nerfs depuis les surfaces de rapport, soit après avoir été absorbée sur ces surfaces, et promenée dans tous les tissus par la circulation; toutes questions qui peuvent être soutenues également dans l'état actuel de nos connaissances, puisqu'il n'y a rien de démontré sur chacune d'elles.

La question de la cause première étant écartée,

et celle du siége primitif étant ajournée, les autres
deviennent moins difficiles à traiter. Celle de la
prédisposition offre beaucoup d'élémens connus ;
on l'a déjà traitée avec avantage ; mais il reste encore beaucoup à découvrir, et l'observation peut
continuer. Cette nouvelle vigueur que prend aujourd'hui le choléra en offre l'occasion.

La question du tissu où se déclarent les premiers phénomènes morbides vient en troisième
ordre. Elle est soluble, si chacun veut offrir sans
prévention le fruit de ses recherches. Nous avons
mis les médecins sur cette voie en distinguant trois
régions du canal digestif où nous avons vu débuter le choléra, et en mettant en question si, dans
les cas où il semble commencer par les troubles de
la circulation et de l'innervation musculaire, il n'y
avait pas eu d'abord de perturbation dans le canal
digestif. Un redoublement d'attention de la part
des observateurs pourrait amener des résultats
plus positifs que ceux que l'on possède jusqu'à ce
jour. Mais si, au lieu de relater, on déclame, on dis-
pute, la question restera toujours indécise : pour
nous, nous déclarons que toutes les fois que nous
avons vu le choléra débuter sans diarrhée préala-
ble, par une tendance à la syncope, ou par la
syncope elle-même, par un tournoiement de tête,
le ralentissement du pouls avec froideur subite de
l'extérieur du corps, il y avait, en même temps,

vomissement, ou du moins nausées. Si la souffrance de l'estomac ne venait pas d'un excitant
direct, elle résultait de l'ingestion d'un aliment
ordinaire, d'une boisson ou chaude ou froide,
mais relâchante, qui semblaient, contre l'ordinaire, n'être pas bien accueillis par l'estomac,
et provoquer une sorte d'indigestion. Cette susceptibilité supernormale de l'estomac venait-elle
du trouble primitif des centres nerveux, comme il
arrive dans la syncope ordinaire, dans les commo-
tions du cerveau, dans le sentiment de dégoût
que causent certains objets? N'était-elle pas plutôt
due à un changement survenu peu à peu dans la
vitalité de l'estomac sous l'influence de la cause
du choléra? C'est là ce dont on peut douter encore;
mais qu'on redouble d'attention, et les doutes se
dissiperont.

Dans la rigueur, la solution de cette question,
quoique fort importante, n'est pas indispensable
pour l'explication des phénomènes de la maladie.
Nous allons le prouver.

Le choléra est formé, il est caractérisé. Où
sont maintenant les symptômes prédominans? ils
sont dans le tube digestif, et prédominent dans
une de ses régions, ou paraissent à peu près égaux
dans toutes.

Mais en même temps la circulation est troublée.
Les uns diront que c'est la maladie des voies gastriques qui ralentit l'action du cœur, et met les

muscles en convulsion ; les autres , que ces deux phénomènes ne dépendent pas des voies gastriques, parce qu'ils ne les ont jamais vus produits par cette cause dans les autres maladies. Eh bien ! ne disputons pas ; laissons de côté pour un moment ces deux questions, comme je viens de le proposer. Occupons-nous d'abord à observer l'action des modificateurs ; voyons si la torpeur du cœur et les crampes cèderont mieux en les combattant directement par la chaleur extérieure, les frictions calmantes , qu'en agissant par la voie de l'estomac. Si nous prenons cette dernière voie, observons si les ingesta qui stimulent, irritent, ajoutent du calorique à l'organe, ont plus de succès que ceux qui relâchent, qui humectent sans exciter, et qui soustraient plus ou moins promptement du calorique aux parois de l'estomac.

Cette observation peut être en effet pour nous une source féconde d'inductions sur le siége primitivement affecté, et sur le mode de développement des phénomènes constitutifs de la maladie; car s'il est vrai que les lésions du cœur et celles des muscles se modifient constamment, en mal comme en bien, selon la stimulation ou la sédation , l'addition ou la soustraction du calorique opérées dans les parois de l'estomac , nous aurons déjà des données précieuses sur la nature appréciable du choléra.

En effet, il ne faut jamais oublier que cette nature n'est autre chose pour l'homme, qui ne saurait jamais atteindre aux causes premières, que : 1° la connaissance des modificateurs tombant sous nos sens dont l'influence est suivie de l'état morbide d'un organe, soit que ces modificateurs agissent directement sur les solides, soit qu'ils ne les affectent qu'après avoir été introduits par l'absorption dans les liquides; 2° la connaissance de l'influence que le premier organe malade exerce sur les autres; 3° la connaissance enfin des modificateurs sous l'influence desquels ces divers états morbides peuvent céder.

Or, s'il est démontré que les médications exercées sur le tube digestif agissent plus puissamment sur les lésions vitales des cholériques, qui se passent hors des limites de ce tube, c'est-à-dire dans les centres nerveux, dans la circulation et dans les muscles locomoteurs, que les médications exercées directement, autant qu'il est possible, sur ces trois appareils, on sera porté à penser que les troubles de ce même tube ont eu l'initiative dans le développement des symptômes de la maladie. Il ne faudra pourtant pas se hâter de conclure, mais poursuivre opiniâtrément l'observation.

Voici présentement une autre question, qui se rattache à la précédente.

Quoique les médications sédatives, exercées sur

le tube digestif, dissipent mieux les phénomènes du choléra que les excitantes ; on voit pourtant des cas où ces dernières ont du succès. Ici donc se présente la question du *comment*. Elle est soluble : c'est en appelant le sang à la périphérie, et en provoquant l'excrétion de la sueur, qui se trouve ainsi substituée à celle des voies digestives. Ce double effet résulte également des médications sédatives exercées sur le tube digestif : les faits le prouvent. Il ne reste donc plus qu'à balancer les succès avec les revers, afin de décider si l'on arrive plus tôt et plus sûrement à la révulsion désirée, en commençant par la sédation du tube digestif, qu'en débutant par la stimulation de ce même tube.

Si les faits répétés viennent à démontrer que la sédation des voies gastriques est plus avantageuse que leur stimulation, il en résultera : 1° que cette dernière ne devra être tentée que lorsque la première aura été mise en pratique ; 2° qu'elle ne devra l'être que chez les sujets qui n'ont pas le tube digestif fort irritable ; 3° enfin qu'on ne devra jamais la hasarder chez ceux qui auront long-temps vécu avec une sur-irritation de ce même tube, et chez lesquels on aura lieu de craindre une tendance à la désorganisation, ou même une désorganisation déjà commençante.

Nous connaissons un médecin qui dit avoir vu

13

succomber au choléra tous les sujets de sa clientèle qui vivaient dans l'ivrognerie ; mais il assure en même temps que des cholériques auxquels il avait fait perdre beaucoup de sang se sont rétablis promptement après avoir bu d'eux-mêmes une assez grande quantité de vin de Bordeaux. Ce fait, s'il se répétait, prouverait que la première impression de la cause inconnue est stimulante et non sédative. Il ferait ainsi rentrer le choléra dans les lois communes à toutes les irritations inflammatoires, qui ne supportent impunément la stimulation qu'après avoir été modifiées par les émissions sanguines. Ce fait mérite donc toute l'attention des praticiens.

Viendront ensuite les questions d'âge, de sexe, de tempérament, et surtout de climat ; car il est hors de doute que la susceptibilité des voies digestives et ses rapports avec les modificateurs ingérables, sont tout différens dans la Zone Torride de ce qu'on les voit en Europe, en Italie, en Espagne, en Grèce, en Turquie ; de ce qu'on les trouve en France et en Allemagne, dans la Hollande, dans l'Angleterre, dans le Danemarck, dans la Norwège, et dans les extrémités tout-à-fait nord de la Russie.

Le genre de vie, les habitudes hygiéniques, devront aussi se rallier à ces considérations. Mais qu'importe? ce ne sont là que des questions secondaires, qui se résolvent dans celles de la susceptibilité et de la mobilité de la matière nerveuse des vôies digestives, dans celles de la puissance d'hématose, et de la fermeté ou de la laxité de composition des tissus, qui les rend plus ou moins faciles ou difficiles à briser et à désorganiser par les irritations et les congestions.

Quoique toutes ces questions ne changent rien à celle du siége de l'affection principale déjà formée, que nous avons reconnu dans les voies digestives, elles contribuent à éclaircir la question de la nature des affections secondaires.

En effet, s'il est vrai que l'irritation douloureuse et convulsive des muscles locomoteurs soit produite par l'irritation du tube digestif, comment se pourrait-il faire que le ralentissement des contractions du cœur, né sous la même influence, fût d'une nature tout opposée ? Comment concevoir qu'en portant la sédation dans ce tube, soit directement, soit par la révulsion, on puisse produire deux effets directement opposés, la diminution de l'action des nerfs des muscles locomoteurs, l'augmentation de l'action des nerfs du cœur ? Cette proposition répugne. On se trouve donc conduit forcément à conclure que le ralentissement des pulsations du cœur est provoqué par la même cause prochaine qui provoque les crampes, en un mot par l'irritation du tube digestif.

Nous avons rassemblé dans le cours de cet ouvrage, les données qui sont à l'appui de cette opinion, et nous continuons de présumer que si l'irritation gastro-entéritique du choléra arrête plus tôt les pulsations du cœur que les irritations ordinaires, c'est surtout parce qu'elle est plus étendue et parce qu'elle n'épargne aucun point du tube digestif.

Mais cette grande étendue, cette généralité d'irritation du tube digestif est-elle la seule cause de l'enchaînement de l'action du cœur ? ne s'y joint-il pas la présence dans le sang d'un poison subtil absorbé ? Nous n'avons aucun moyen de résoudre cette question ; les hypothèses n'entrent point comme un élément dans la méthode physiologique : nous nous bornons à ce qui est accessible aux sens. Or, comme nous observons constamment que, dans d'autres cas que le choléra, les degrés les plus élevés de l'irritation à siége, soit circonscrit, soit étendu, ne manquent jamais de ralentir l'innervation sur les muscles, en même temps qu'ils rendent leurs contractions douloureuses et spasmodiques, nous admettons que le cœur partage ce genre de modification, et que la torpeur de la circulation, que l'on observe constamment alors, est aussi un effet de l'irritation du cœur.

Nous appuyons cette proposition du bon effet des moyens qui calment l'irritation du tube digestif, soit directement, soit par la voie de révulsion, et ces données nous servent de base pour poser provisoirement les principes du traitement du choléra-morbus épidémique.

Au surplus, nous serions ravis que des faits de nouvelle observation et bien constatés vinssent fournir des indications plus positives, plus satisfaisantes surtout, et nous nous empresserions de les accueillir.

Nous abordons maintenant une question qui devient de plus en plus litigieuse, à mesure que se multiplient les observations sur le choléra.

Cette irritation du tube digestif qui prédomine parmi les phénomènes du choléra, et qui semble les tenir sous sa dépendance, est-elle une inflammation, et doit-elle être traitée comme telle?

Ce qu'il y a de certain, c'est qu'elle est accompagnée de congestion de sang, et de supersécrétion dans toute l'étendue de la muqueuse du tube digestif; car, lors même qu'il n'y a pas évacuation par la double voie, il y a toujours une plénitude du tube élémentaire que le son mat indique, et qui dépend, non des matières stercorales, mais d'un fluide gélatineux, albumineux ou fibrineux, peu importe, sécrété par la muqueuse.

Que cette congestion sanguine, que ce produit sécrété ne réunissent pas dès le début tous les caractères de l'inflammation commune, de celle que l'on peut produire à volonté par des corps vulnérans, par des poisons âcres, qu'est-ce que cela prouve contre sa nature inflammatoire? Est-ce que les congestions sanguines de la variole confluente sont affranchies du titre d'inflammatoires, par la raison qu'elles produisent des sécrétions particulières? refuse-t-on le nom d'inflammation à la pustule vaccinale? nie-t-on que les phlegmasies couenneuses des muqueuses soient des phlegmasies? nie-t-on les phlegmasies arsénicales, les gangréneuses par inoculation du pus de la pustule maligne, celles que provoque dans les mains, dans les bras des chirurgiens et des anatomistes, l'inoculation de la sanie d'un ulcère, d'un cadavre putréfié? Non certes, on ne nie plus aujourd'hui ces phlegmasies, on se contente de les appeler *spécifiques*.

Mais ce titre de spécifiques n'empêche pas que la médication principale de l'inflammation commune ne leur soit parfaitement applicable, toutes les fois qu'elles n'ont pas épuisé la force vitale. On cherche à prévenir par la ventouse, par le cautère, l'absorption d'un poison que l'on voit en contact avec l'extérieur du corps; mais si ce poison a pénétré, s'il a produit une violente agitation du sang, s'il a cumulé ce fluide dans des viscères importans, les hommes qui lisent savent aujourd'hui que le traitement antiphlogistique est infiniment plus sûr que la stimulation, qu'on pratiquait toujours autrefois.

Lorsqu'en faisant absorber un pus infect, une sanie putride chez les animaux, ou en injectant ces liquides dans leurs veines, on a fait naître des congestions sanguines dans les viscères, on les guérit subitement par les saignées, tandis qu'elles deviennent mortelles si les animaux sont stimulés. Ces faits ont été vérifiés sur des chevaux à l'école d'Alfort, et nous les prévoyions depuis long-temps ; M. Fanau de la Cour a constaté que les congestions sanguines et les turgescences produites dans les viscères par le poison de la vipère, se guérissent sûrement par les émissions sanguines pratiquées avant que les forces soient épuisées. Dans tous ces cas, la révulsion par la stimulation des excréteurs de la peau ne peut plus être tentée par le médecin prudent qu'après la déplétion résultant des émissions sanguines.

Toutes ces données peuvent servir à fixer la théorie et le traitement du choléra, en attendant que l'on ait découvert le spécifique d'une cause dont on n'a nulle idée précise, que l'on se borne à soupçonner, et que, par conséquent, on ne saurait entreprendre de neutraliser. L'irritation a l'initiative appréciable dans les voies gastriques des cholériques. Elle est successivement sécrétoire pour leur muqueuse, congestive de sang pour tout le tube digestif d'abord, ensuite pour les poumons et les centres nerveux. Elle est, après cela, débilitante ou sédative pour les muscles locomoteurs comme pour le cœur, pour la tunique musculaire du tube digestif et pour les centres nerveux, dont elle anéantit toutes les actions si elle devient rapidement mortelle. De sécrétoire, de congestive qu'elle était d'abord dans le tube digestif, elle devient inflammatoire si elle n'est pas promptement mortelle, puisqu'il n'est aucun médecin doué de quelque jugement qui n'avoue que l'inflammation n'est douteuse qu'à son début, et que ses traces sont incontestables lorsque la maladie s'est prolongée. C'est donc une grave erreur de supposer dans le début une modification entièrement opposée à l'irritation, c'est-à-dire un état purement asthénique, et qui n'offre d'autre indication que celle des stimulans les plus énergiques. Oui certes, c'est une erreur contre laquelle nous protestons formellement au nom de tous les bons observateurs physiologistes.

A quoi donc peuvent servir ces articles de quelques écrivains naissans, qui font des phrases, avec prétention au plaisant, sur le prétendu contraste qui existe entre l'hypersthénie des véritables inflammations, et la déplorable hyposthénie du choléra?... A prouver que quelques têtes peu solides ont été bouleversées par les sarcasmes des jésuites de la médecine, qui conspirent contre les progrès de toute lumière; à faire voir que l'exemple de quelques journaux politiques , qui se ravalent jusqu'aux plaisanteries de mauvais goût sur ce qu'il y a de plus sérieux dans l'ordre social , a corrompu plusieurs de nos journalistes; à prouver que les médecins n'ont point encore cette dignité qui devrait être leur principal apanage ; à démontrer enfin que l'axiome si connu , *Qui veut la fin veut les moyens* , a banni toute délicatesse de la conduite de quelques jeunes gens , assez malheureusement organisés pour ne pas voir qu'ils se déshonorent en cherchant la renommée dans l'insulte de ceux de leurs aînés dont ils croient que le nom pourra faire retenir le leur.

Mais laissons là ces insectes qui ne vivent que de leurs piqûres , et terminons par quelques mots utiles aux médecins qui traitent les cholériques ; car depuis quelques jours ces malheureux repullulent, et ceux qui leur donnent des soins n'ont besoin ni des plates plaisanteries de quelques fats, ni des repliques qu'elles pourraient leur attirer, mais bien des faits qui sont relatifs au choléra , bien constatés et propres à fixer leurs incertitudes sur la conduite qu'ils doivent tenir.

1° On n'a jamais rencontré de choléra épidémique qui n'eût pour principal symptôme une irritation sécrétoire et congestive du sang dans les parois du tube digestif. Donc le premier soin du médecin doit être de combattre , dès l'abord et si-

multanément , cette congestion par les déplétions
sanguines et par les tentatives de révulsion vers la
peau ; car il est toujours dangereux de tenter cette
révulsion par les stimulans directs du tube digestif.

2° La stagnation du sang n'est point l'effet d'une
débilité primitive du système nerveux et du cœur;
elle dépend , comme les crampes , de l'influence
de l'irritation du tube digestif sur les appareils musculaire, locomoteur, et viscéral ; c'est un spasme
du cœur coïncidant avec un spasme des autres muscles; mais les antispasmodiques qu'il exige doivent être choisis d'abord parmi les antiphlogistiques et les révulsifs extérieurs. On peut ensuite y
substituer les narcotiques , peut-être même les stimulans diffusibles; mais ceci est encore en question.

3° Le défaut de succès dans les cas malheureux
ne saurait être attribué aux antiphlogistiques que
l'on aurait employés dans le début ; mais plutôt ou
à la rapidité, ou à la grande étendue de l'irritation
congestive et sécrétoire , ou au retard du traitement, ou à des affections morales, et surtout à la
terreur, ou à quelque altération organique déjà
formée dans un ou dans plusieurs viscères, surtout dans ceux qui servent à la digestion.

4° Les boissons froides , adoucissantes , acidu-
lées, prises en très petite quantité, et surtout la

glace, sont de beaucoup préférables dans le début aux boissons chaudes et aux infusions théiformes, aromatiques, pour seconder l'effet déplétif des saignées, soit générales, soit locales, et les révulsions vers la peau.

5° Les spasmes, les crampes, les angoisses, les oppressions doivent être combattues par les saignées locales lorsqu'il y a congestion, par exemple dans la tête, dans la gorge, dans la région sous-diaphragmatique, par les topiques rubéfians, et narcotiques alternativement, et par les applications de glace.

6° Les saignées ne conviennent point lorsqu'il y a durée prolongée de la cyanose, l'âge très avancé, affaiblissement et maigreur causés par une maladie chronique antécédente qui a détérioré la fonction de la nutrition. Dans ce cas, les calmans et les révulsifs sont nos seules ressources : mais elles sont inutiles toutes les fois que la maladie est intense.

7° Une fois la réaction établie, le traitement rentre dans celui qui convient aux gastro-entérites ordinaires. Lorsque les malades ont été stimulés, ces gastro-entérites consécutives sont accompagnées de congestions dans la tête et dans la poitrine ; alors la guérison en devient très difficile. C'est ce que les cholérigraphes ont appelé *typhus*. Son traitement doit être antiphlogistique et révulsif.

8° Les convalescences sont longues et difficiles ; 1° chez ceux qui ont été traités par les stimulans à l'intérieur ; 2° chez ceux qui avaient une phlegmasie chronique dans les voies digestives avant l'invasion du choléra ; 3° chez ceux qui sont âgés, faibles, névropathiques, ou qui avaient le système nerveux, et surtout celui de l'encéphale, surirrité, et *déséquilibré* par des travaux intellectuels au-dessus de leurs forces, ou par des affections morales : alors les gastrites avec vomissemens opiniâtres, les gastro-entérites et les entéro-colites incoërcibles, les folies et les démences succèdent au choléra ; et quoique bien conduites sous le rapport du régime et des médications, ces maladies sont souvent mortelles dans l'espace de quelques semaines ou de quelques mois. On les guérit, lorsqu'elles sont curables, par un régime doux, analeptique et diversifié suivant les idiosyncrasies de l'estomac ; par les révulsifs et les exutoires, par les distractions et les voyages ; mais si on leur oppose des toniques avec opiniâtreté, ou si l'on croit devoir appliquer un spécifique pharmaceutique à toutes les incommodités que les malades éprouvent, ceux-ci périssent infailliblement.

Nous ne finirons pas sans rendre compte de la terminaison de la maladie qui est résumée dans la note, page 140, de la première édition.

Le délire, que nous avions considéré comme un

résultat de l'influence des vices gastriques sur l'encéphale, n'est plus revenu à partir du moment où l'on a renoncé aux stimulans, jusqu'à la mort. La nécroscopie n'a montré dans le cerveau qu'une injection modérée de la pie-mère, avec un peu d'infiltration séreuse sous-arachnoïdienne. Le cerveau offrait sa consistance normale. Il ne fut point ouvert parce qu'on le mit de côté pour le mouler; mais l'absence de toute convulsion partielle, de toute paralysie partielle, de tout phénomène indicateur d'une solution de continuité des fibres de sa substance, de toute compression partielle par un épanchement ou par une tumeur, suffit bien pour démontrer que rien de pareil n'existait, et que tout ce qu'il y avait de lésion matérielle appréciable se rencontrait à la superficie de cet organe. Il n'y aurait que la mauvaise foi et l'esprit de chicane qui pourraient porter quelqu'un à soutenir le contraire. D'ailleurs, ce cerveau existe encore conservé dans l'alcool, et il peut être disséqué si on l'exige.

Ce furent les voies digestives qui donnèrent l'explication de la maladie : on trouva dans l'abdomen le foie peu volumineux et sans engorgement, quoique de savans médecins à l'antique, qui ne connaissent ni la gastrite ni la duodénite, eussent jugé, depuis long-temps, qu'il y avait *obstruction du foie*, la rate petite, et au surplus normale; une rougeur de deux pouces de longueur à la partie inférieure de l'œsophage au-dessus de l'orifice cardiaque (prolongation de la gastrite dans l'œsophage). *Dans l'estomac*, le bas-fond arborisé dans une grande étendue, à ramifications d'un rouge foncé, entourées d'un pointillé rouge presque confluent, avec amincissement considérable de la membrane muqueuse; la même altération, mais un peu moins prononcée, à la petite courbure; la membrane muqueuse de la moitié pylorique non amincie (mais injectée de sang), le pylore sans altération. Dans le *duodénum*, la muqueuse d'un rouge brunâtre, tirant sur le noir, dans une étendue de trois pouces ; cette couleur pénétrant très profondément dans le tissu sous-muqueux; des plaques de la même couleur dans le reste de cet intestin. Dans les *intestins grêles*, des plaques de la même couleur dans le jéjunum, vers la fin quelques uns moins carbonisées et moins colorées, avec ténuité et pâleur dans les intervalles. La même ténuité, la même pâleur dans le jéjunum, mais à partir d'un pied de la valvule iléocœcale jusqu'audelà de cette valvule, la même altération que celle qui avait été remarquée dans le duodénum. Les follicules muqueux très développés, et dans le cœcum deux cuillerées d'un liquide dont la couleur et la consistance ressemblaient à de la lie de vin ; et toute la membrane muqueuse, surtout près de la valvule, de la couleur rouge foncé, brunâtre, observée dans le jéjunum, l'iléon et le duodénum. Dans le *colon ascendant* la même rougeur dans une étendue de huit à neuf pouces; le reste de l'intestin sain et contenant des matières pultacées: le *rectum* d'ailleurs sain, ainsi que la *vessie* et les *reins*.

Ces détails sont extraits du procès-verbal de l'autopsie, et onze docteurs, signataires de cette pièce, ont *conclu de tous ces faits que la mort leur a paru occasionée par les lésions observées dans les diverses parties du tube digestif.*

Pour moi, je vais plus loin : je dis que le délire ne dépendait d'autre cause que de la stimulation des divers points phlegmasiés du canal digestif, puisqu'on faisait à volonté diminuer et augmenter, cesser et reparaître ce délire, par la soustraction ou la restitution des stimulans des voies digestives, et surtout des alimens. Telle est mon opinion, qui s'appuie sur un très grand nombre de faits analogues à celui-ci ; et je soutiens, et soutiendrai tant que j'aurai la vie et la raison, que l'homme célèbre et éminent par le poste qu'il occupait qui fait le sujet de cette observation ; n'a jamais été affecté de folie ; et qu'il n'y a que l'ignorance la plus complète des lois physiologiques qui puisse supposer dans son cerveau l'existence d'une maladie *essentielle* de ce genre, indépendante des phlegmasies du canal digestif, ou antérieure aux altérations qu'elles ont produites.

Le choléra a été vu intermittent chez quelques personnes par plusieurs observateurs dignes de foi.

Pour notre compte, nous avons connaissance de deux exemples. Les malades étaient saisis de froid en même temps que de vomissemens, avec lenteur et petitesse du pouls ; au bout de quelques heures le pouls se développait, la peau redevenait chaude, la sueur se manifestait, en même temps que les coliques, les selles cholériques, les angoisses épigastriques et les vomissemens cessaient.

Dans un des deux cas, le sujet n'a usé d'aucun traitement spécial, quoiqu'il fût médecin : il s'est contenté d'observer le régime. Il a eu quatre accès, qui le prenaient le soir et se terminaient dans la nuit par la sueur. Comme il avait remarqué que le troisième était moins fort que les deux premiers, il se décida à ne point se coucher, et passa la nuit au bureau de secours des cholériques, assis près d'un bon feu pour prévenir le refroidissement, et avalant des boissons chaudes en abondance. Le froid vint, néanmoins, suivi des autres périodes, mais avec moins de force, et cet accès fut le dernier.

Dans l'autre cas, pour lequel nous fûmes consulté, le caractère cholérique des accès, qui revenaient aussi le soir, n'était nullement équivoque, et dans les intervalles la modification cholérique des fonctions se reconnaissait à l'aspect des yeux et à la froideur de la langue. Il y avait plutôt rémission qu'intermission complète; la personne conservait pendant le jour du malaise dans le bas-ventre et des borborygmes. On employa le traitement par les sangsues et par la glace ; ces premiers moyens furent suivis d'une potion avec le sulfate de quinine, l'irritation ne dominant pas dans la région épigastrique. La guérison fut prompte et complète.

Il nous paraît probable que la forme intermittente tient à l'inconstance de notre climat, où domine si souvent le froid humide. Le choléra est donc placé, sous le rapport du type, sur la même ligne que les autres irritations connues parmi nous: il peut revêtir la forme intermittente, lorsque l'irritation n'est pas lancée avec trop de violence, et céder au sulfate de quinine absorbé par l'organe le moins irrité.

FIN DU SUPPLÉMENT.

TABLE.

Chapitre Ier. Étymologie. Causes. Propagation. Débuts.
Caractères distinctifs du choléra-morbus. . . Pag.   **1**
Prédisposition et détermination. **15**
Invasion. . . . . , ... **21**
Symptômes caractéristiques. **28**

Chap. II. Récapitulation des causes et des caractères
du choléra. Marche. Terminaison. Nécroscopiés.
Pronostic du choléra épidémique. **42**
Observations sur les lésions cadavériques trouvées
dans quarante autopsies de cholériques, faites depuis
le 1er jusqu'au 20 avril 1852. . . . . . . **57**
Nature appréciable de la maladie. **73**
Explication des symptômes. **78**
Pronostic. **83**

Chap. III. Traitement. **93**
État des cholériques traités par le docteur Broussais. . **127**
Traitement de la gastro-entérite consécutive. Des acci-
dens et des rechutes. **136**
Traitement des gastrites et des entérites de la constitu-
tion actuelle qui tiennent du choléra. **142**
Traitement de la prédisposition et du début. **146**
Motifs des préceptes d'hygiène préservatifs du choléra. **154**

Traitement du choléra débutant, avec les explications physiologiques qui le justifient. Mode d'action des sueurs et des gaz. Les préservatifs. 161

Pièces justificatives 177
Première pièce 177
Seconde pièce. 181

Supplément 185

FIN DE LA TABLE.